Dedicado a todos los que amamos las Ciencias Biomédicas
y en especial a Usted.

LABERINTOS

DE COMPLEJIDAD

GRADO 1

DEFINICIÓN DE LA ENTRADA DEL LABERINTO 1

Saturación de oxígeno. Proceso que designa el hecho de oxigenarse, es decir, de alimentar al cuerpo en oxígeno.

POSIBLES SALIDAS LABERÍNTICAS

S1: Oxigenoterapia.

S2: Hipoxia.

S3: Oxigenación

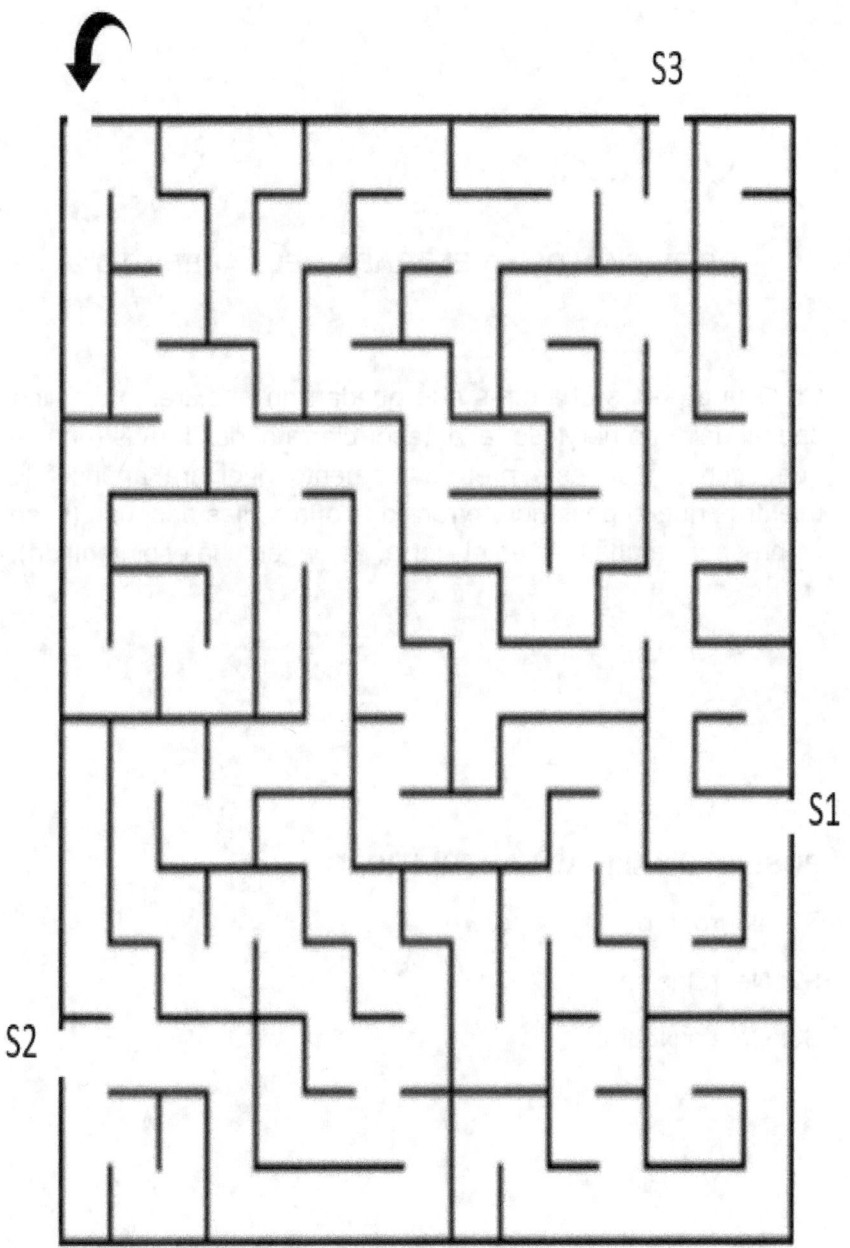

DEFINICIÓN DE LA ENTRADA DEL LABERINTO 2

Cada una de las aberturas que quedan en el extremo cefálico y caudal del tubo nervioso, el anterior cierra a los 25 días (una falla que ocurriera en este preciso momento originará anencefalia), mientras que el posterior cerrará dos o tres días después (si aquí se presentara una falla en el cierre, da origen a la espina bífida).

POSIBLES SALIDAS LABERÍNTICAS

S1: Neuroporo.

S2: Neurulación.

S3: Cresta Neural.

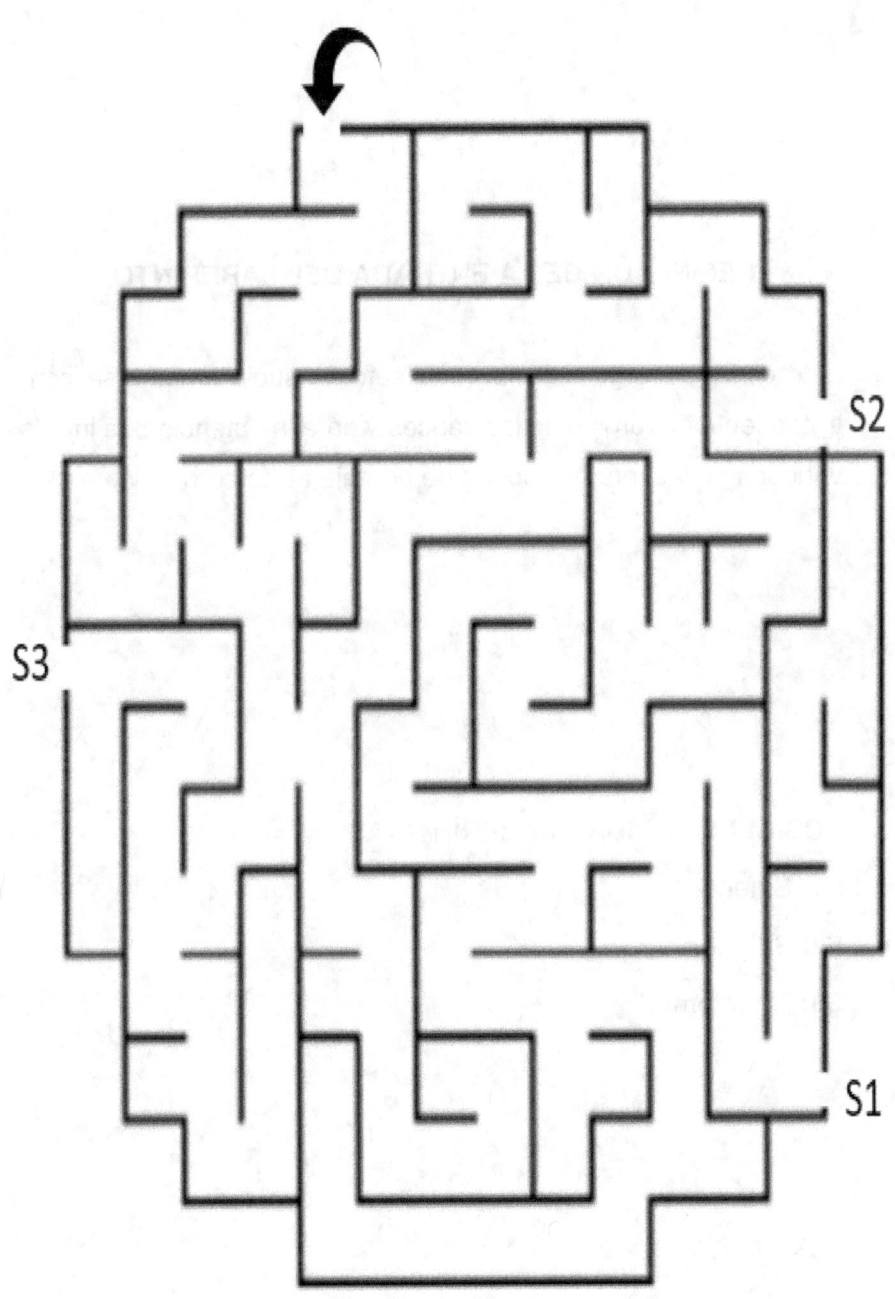

DEFINICIÓN DE LA ENTRADA DEL LABERINTO 3

Extracción quirúrgica de la vena safena, suele emplearse como tratamiento quirúrgico de las varices y para la obtención de injertos venosos en las intervenciones de pontaje aorto-coronario.

POSIBLES SALIDAS LABERÍNTICAS

S1: Safeno.

S2: Safenectomía.

S3: Flebotomía.

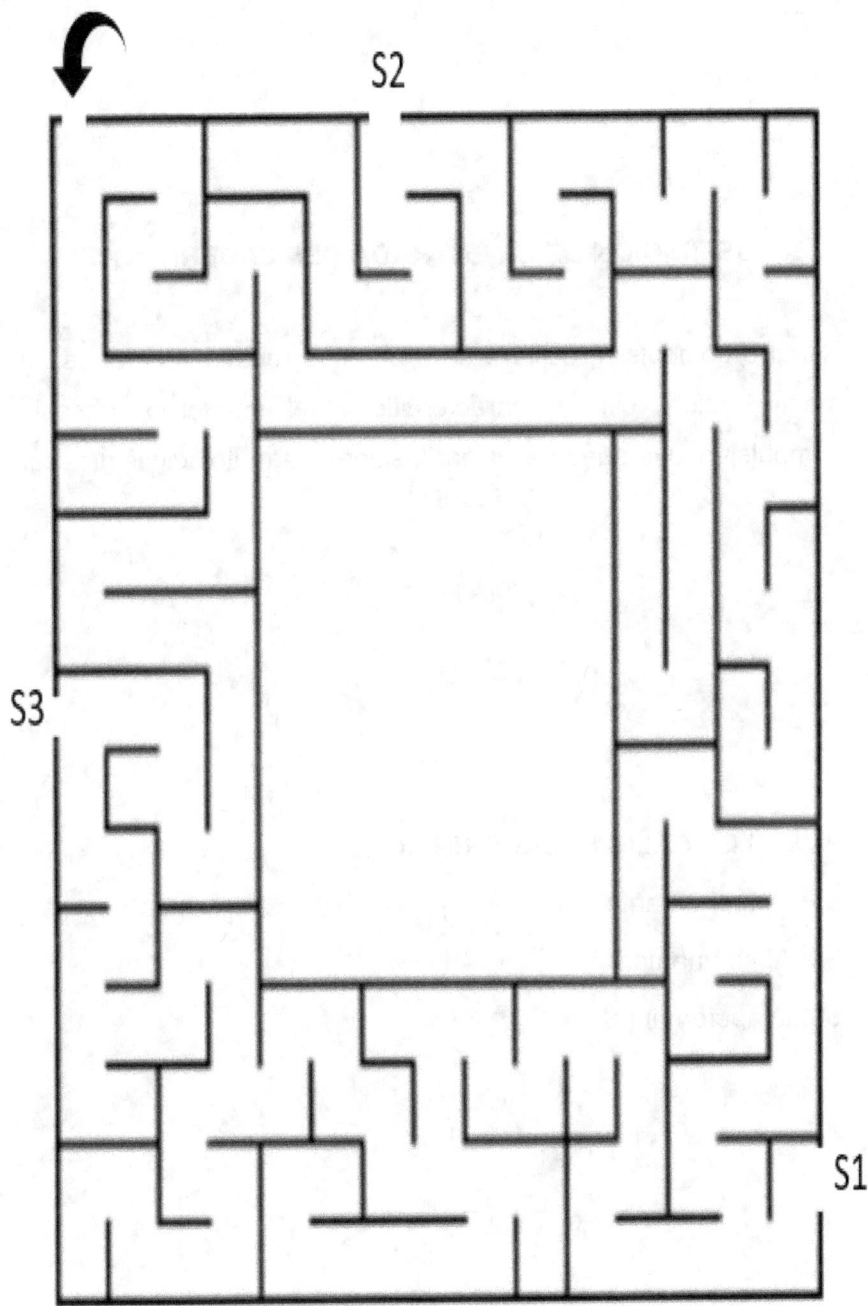

DEFINICIÓN DE LA ENTRADA DEL LABERINTO 4

Ritual o compulsión de lavarse o bañarse repetidamente, es una manifestación clínica característica del trastorno obsesivo compulsivo, que puede acarrear lesiones dermatológicas graves.

POSIBLES SALIDAS LABERÍNTICAS

S1: Demonomanía.

S2: Ablutomanía.

S3: Drapetomanía.

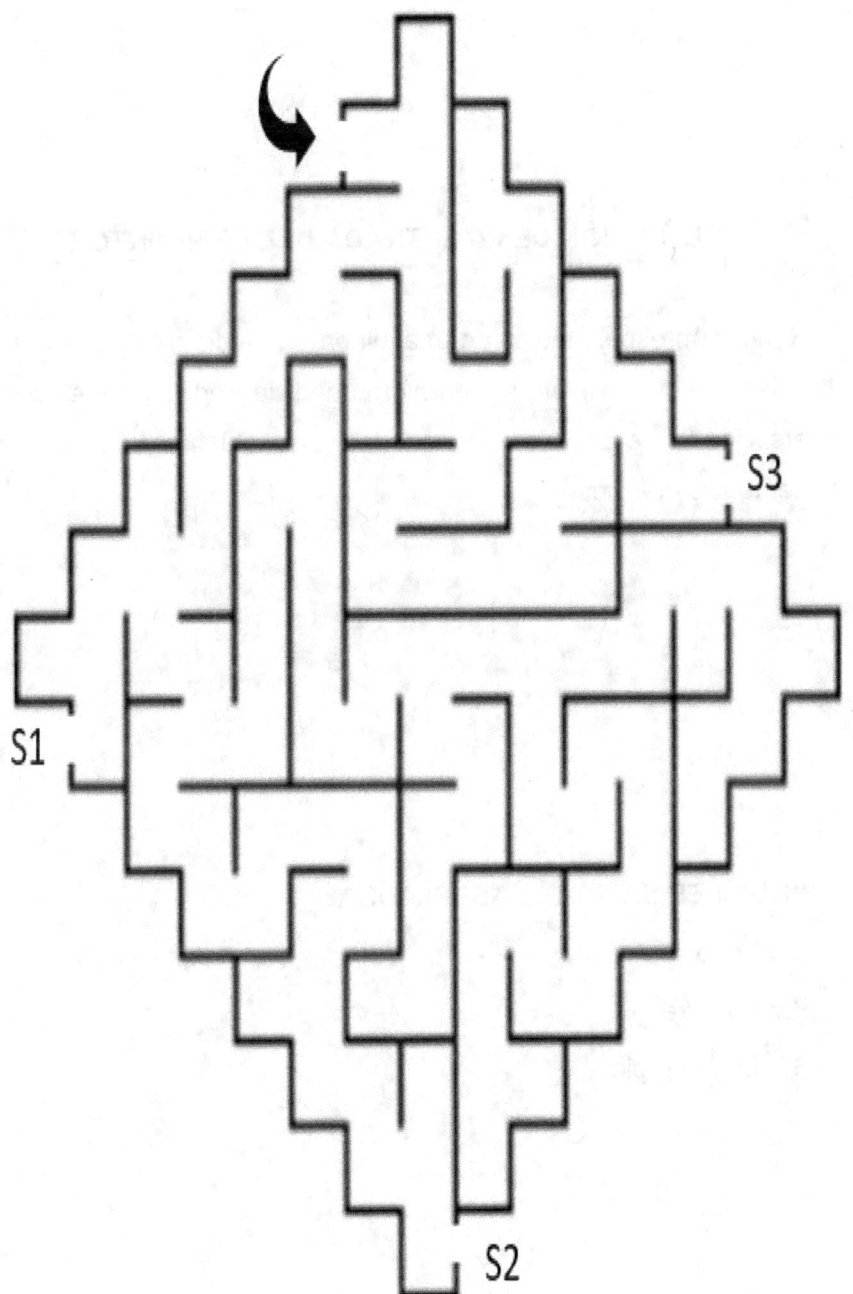

DEFINICIÓN DE LA ENTRADA DEL LABERINTO 5

Repetición espasmódica de una sílaba en medio o al final de una palabra, se manifiesta en la enfermedad de Parkinson y en otras afecciones, especialmente en los seudobulbares y en las demencias seniles.

POSIBLES SALIDAS LABERÍNTICAS

S1: Logoclonía.

S2: Logorrea.

S3: Logoterapia.

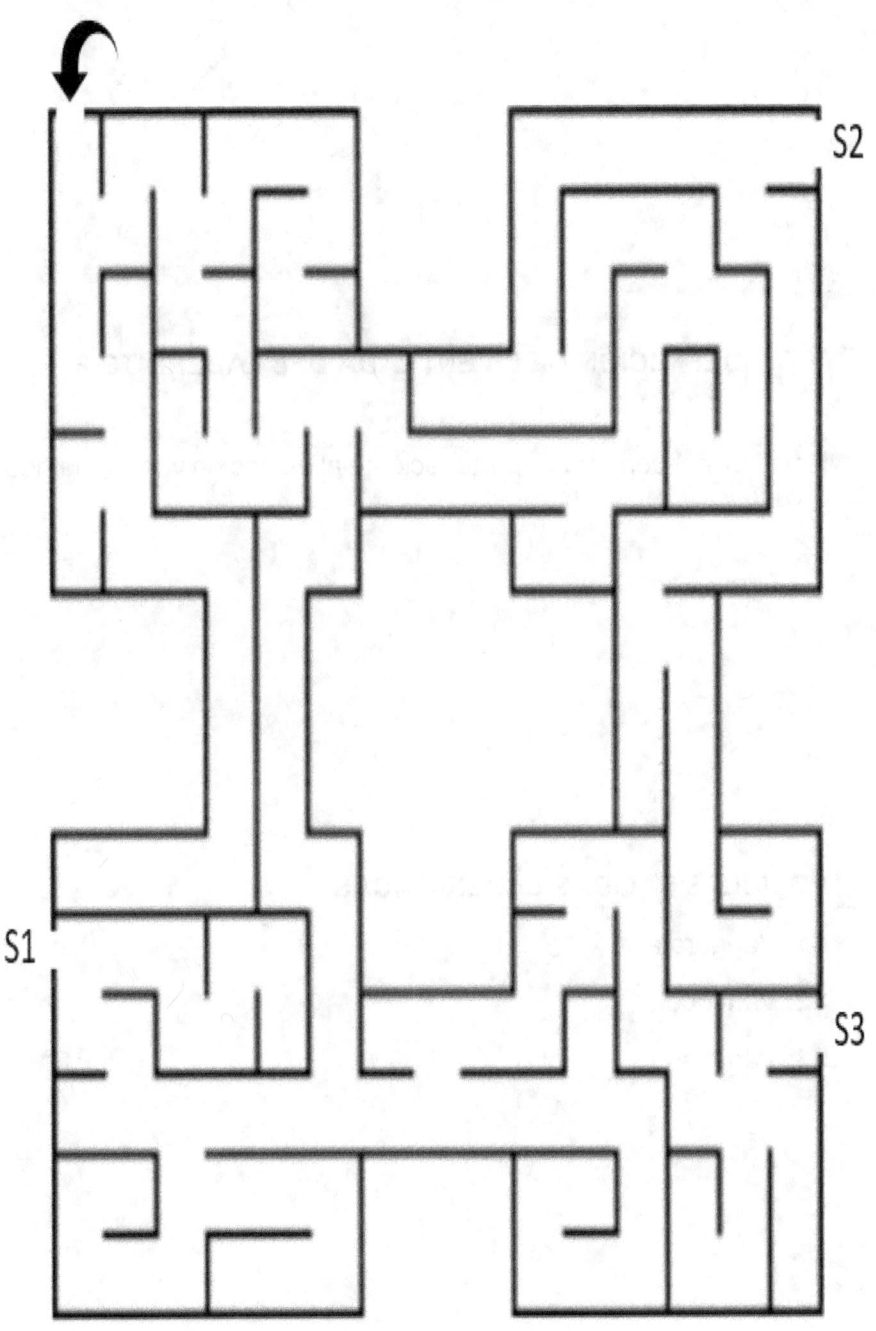

DEFINICIÓN DE LA ENTRADA DEL LABERINTO 6

Relativo, concerniente y perteneciente al estado de venas dilatadas o varices.

POSIBLES SALIDAS LABERÍNTICAS

S1: Varigerata.

S2: Varicocele.

S3: Varicoso.

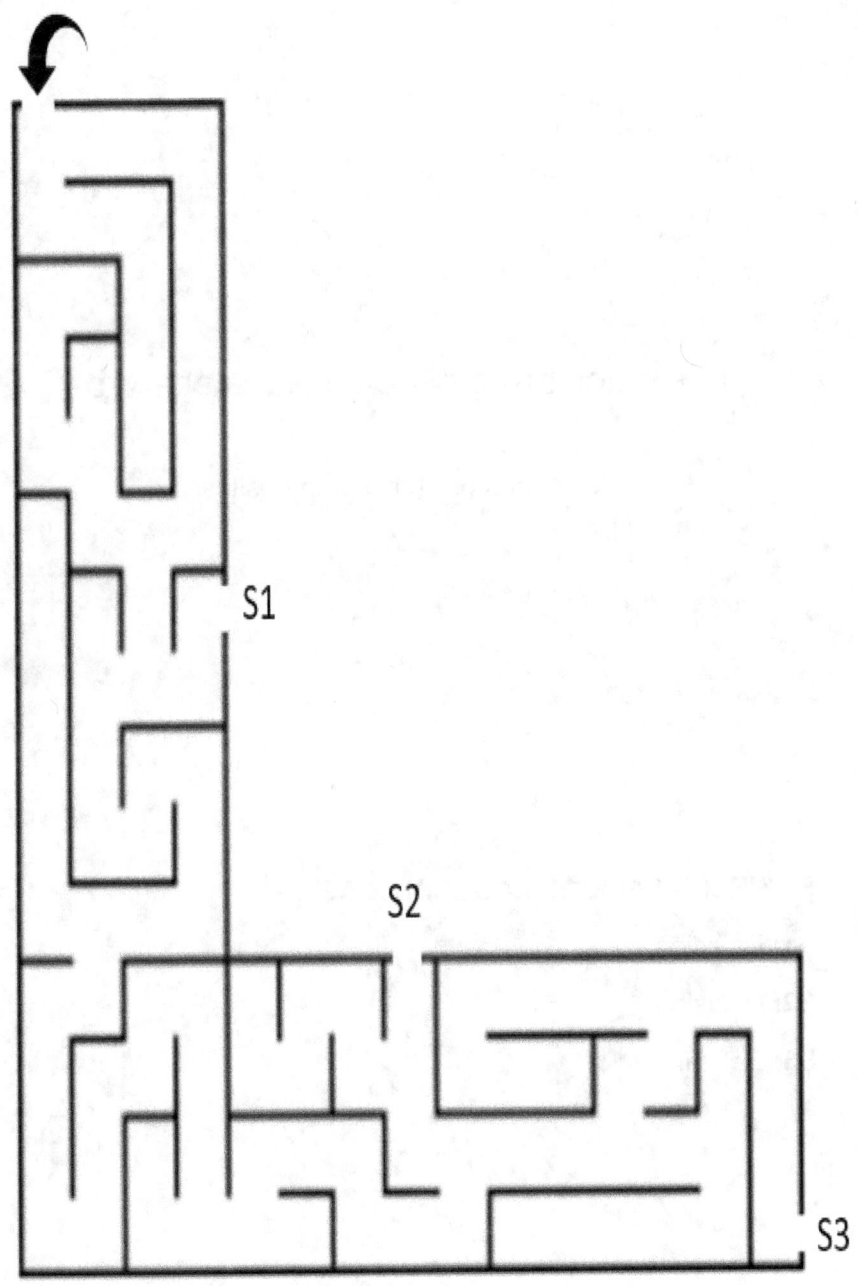

DEFINICIÓN DE LA ENTRADA DEL LABERINTO 7

Psicopatía obsesiva de parasitosis.

POSIBLES SALIDAS LABERÍNTICAS

S1: Deleción.

S2: Delusio.

S3: Dellen.

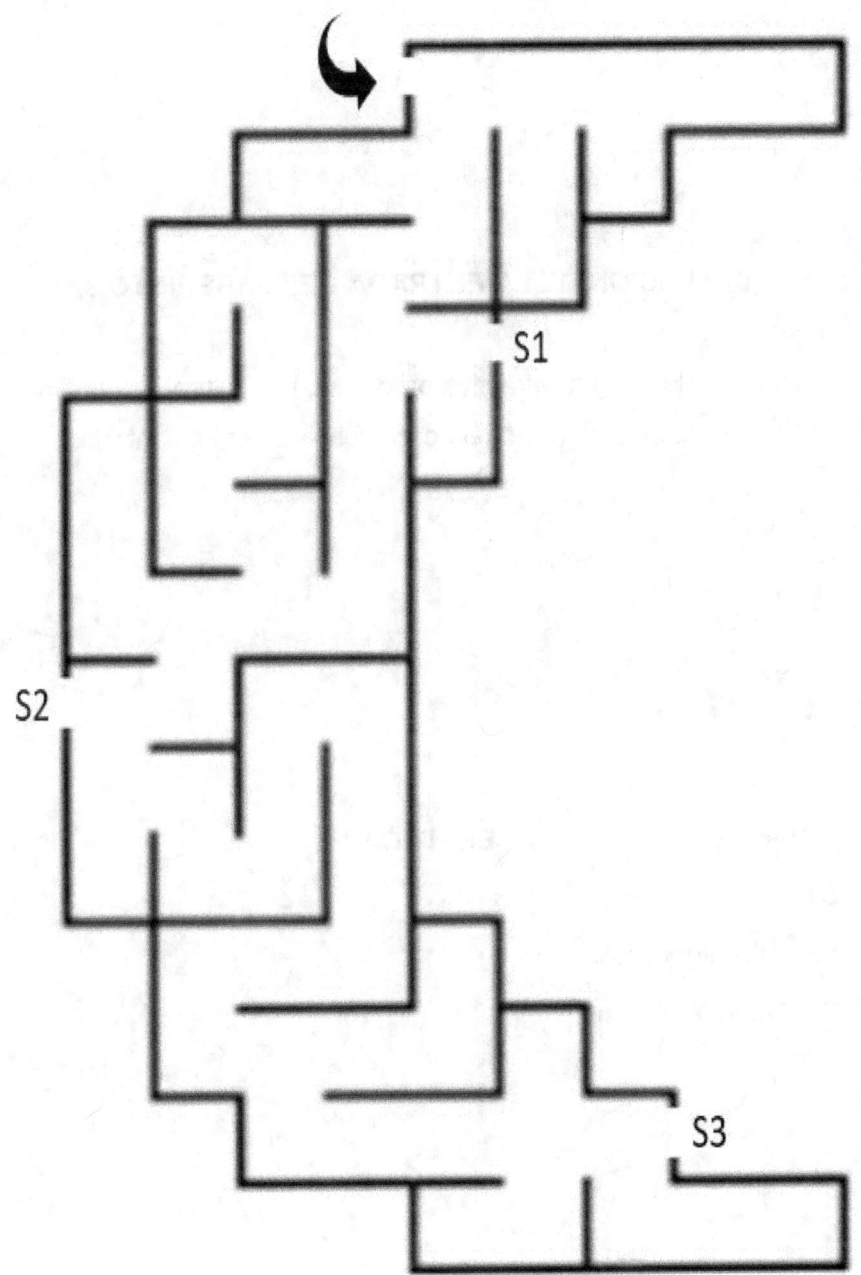

DEFINICIÓN DE LA ENTRADA DEL LABERINTO 8

Proceso de la cirugía refractiva en el que, tras extirpar una lámina de la córnea, esta se remodela para volver a ser implantada.

POSIBLES SALIDAS LABERÍNTICAS

S1: Queratectomía.

S2: Queratoacantoma.

S3: Queratomileusis.

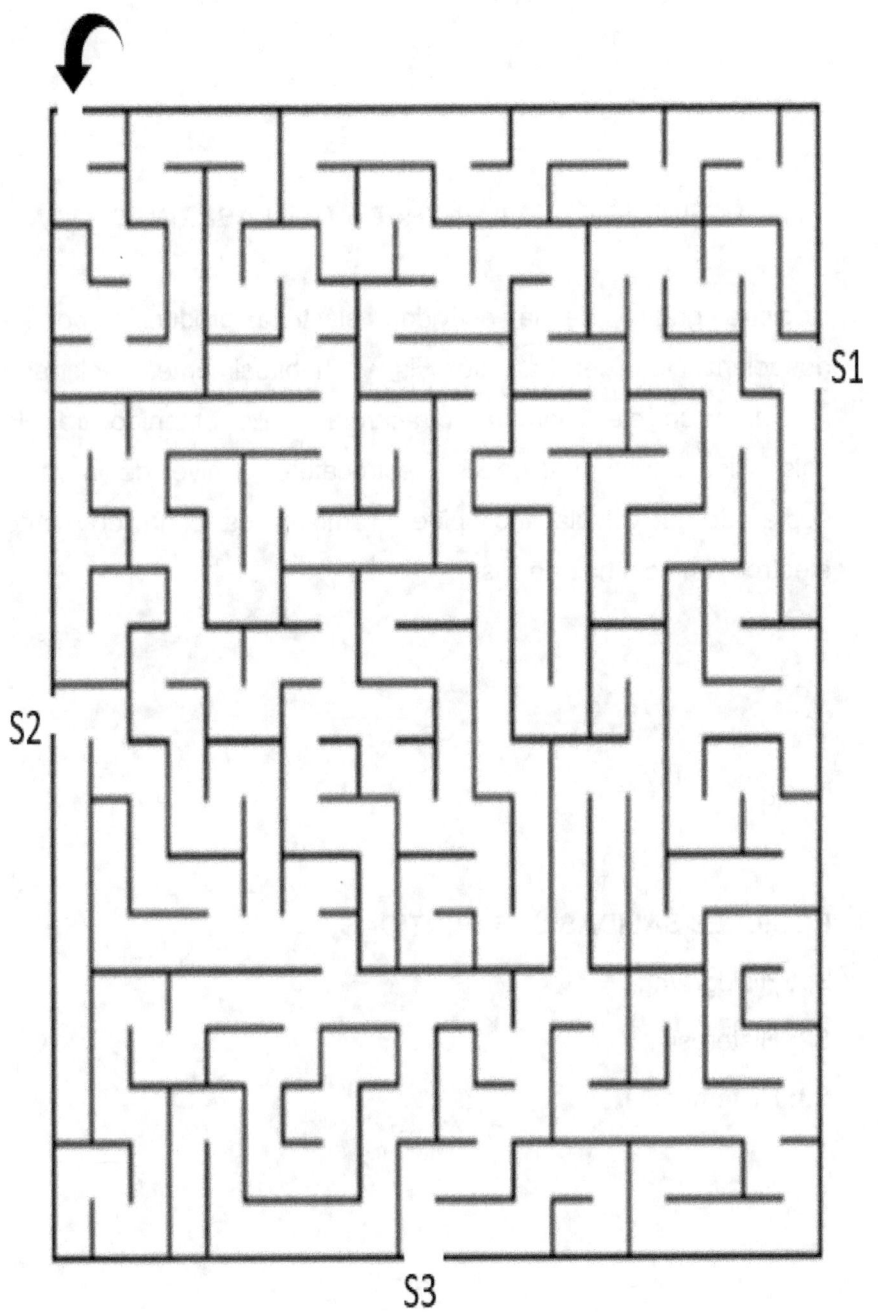

DEFINICIÓN DE LA ENTRADA DEL LABERINTO 9

Registro gráfico de la actividad eléctrica producida por la despolarización del haz de His y, habitualmente, registrado mediante un electrograma intracardiaco. Es obtenido tras la colocación percutánea de un electrocatéter a nivel de la valva septal de la válvula tricúspide. También es conocido como electrograma del haz de His.

POSIBLES SALIDAS LABERÍNTICAS

S1: Hisiograma.

S2: Histéresis.

S3: Histeropexia.

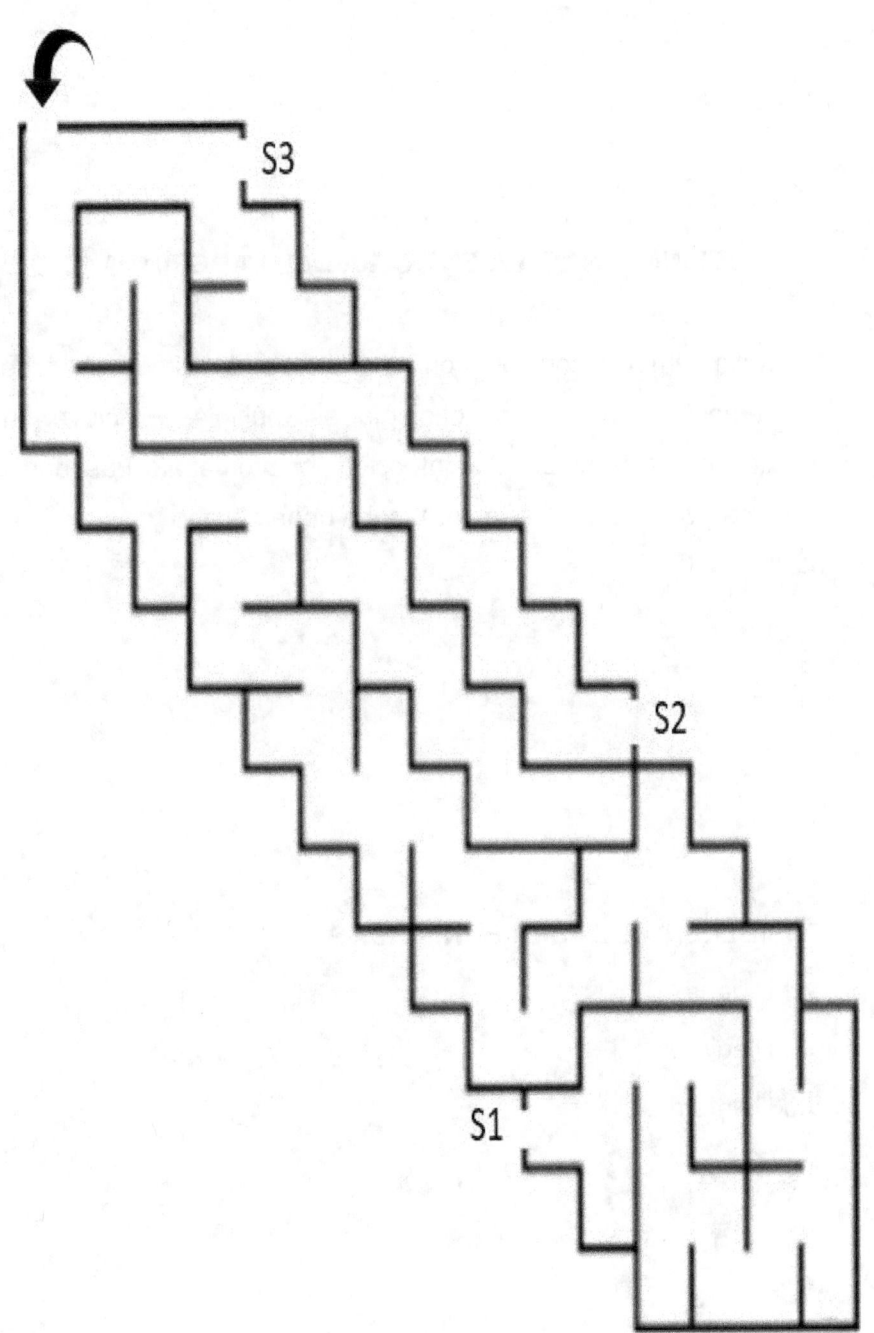

DEFINICIÓN DE LA ENTRADA DEL LABERINTO 10

Necrosis laminar cortical, con una atrofia de circunvoluciones previamente normales, la etiología es múltiple e incluye una intoxicación materna por CO, infección por citomegalovirus, anoxia perinatal, vasculitis. Puede ser focal o generalizado y ocurre intra-útero.

POSIBLES SALIDAS LABERÍNTICAS

S1: Ulgeria.

S2: Ulegiria.

S3: Uleritema.

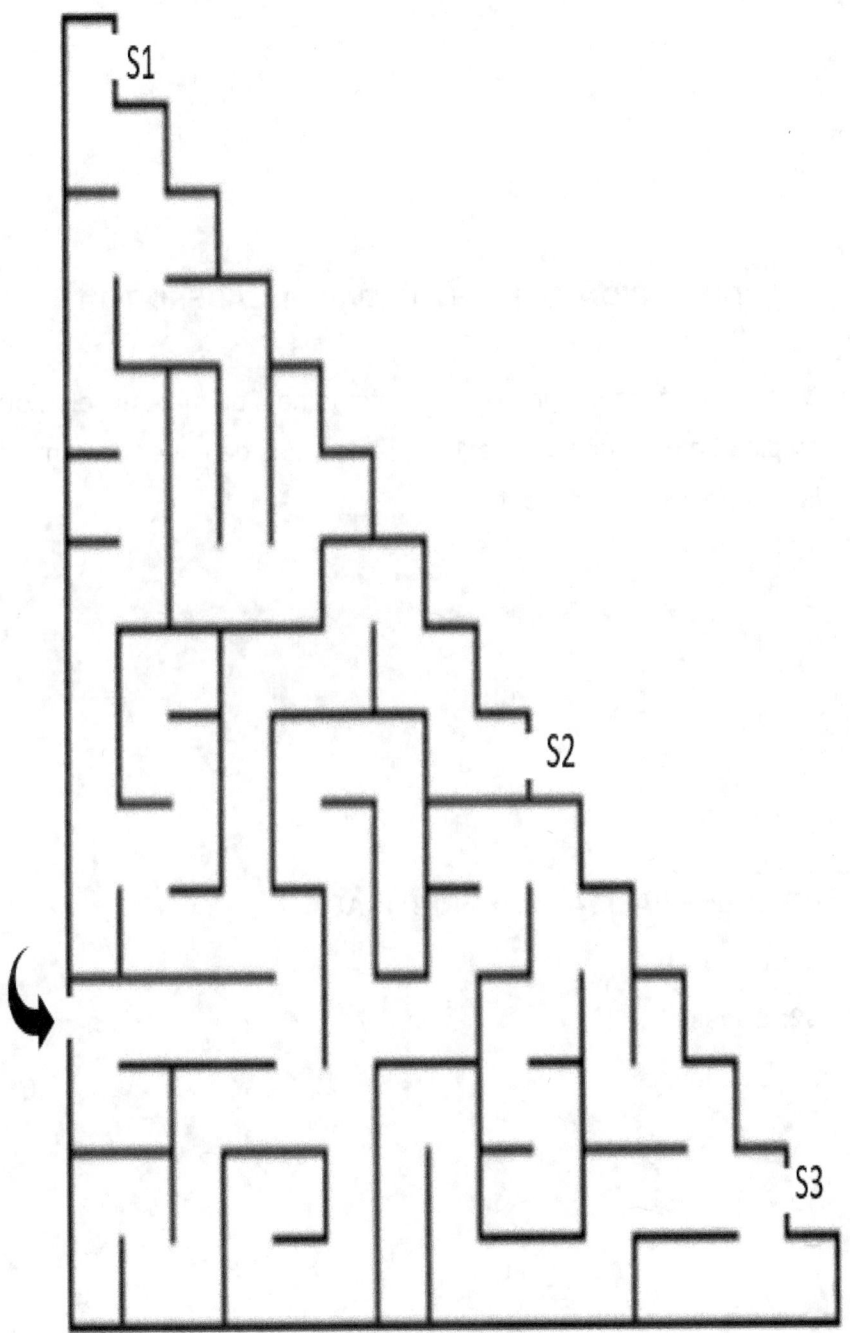

DEFINICIÓN DE LA ENTRADA DEL LABERINTO 11

Diamina alifática del grupo de las ptomaínas, de muy mal olor, que empieza a producirse unos 14 días después de haber comenzado la putrefacción del cadáver.

POSIBLES SALIDAS LABERÍNTICAS

S1: Cadaverina.

S2: Dadasil.

S3: Cadherina.

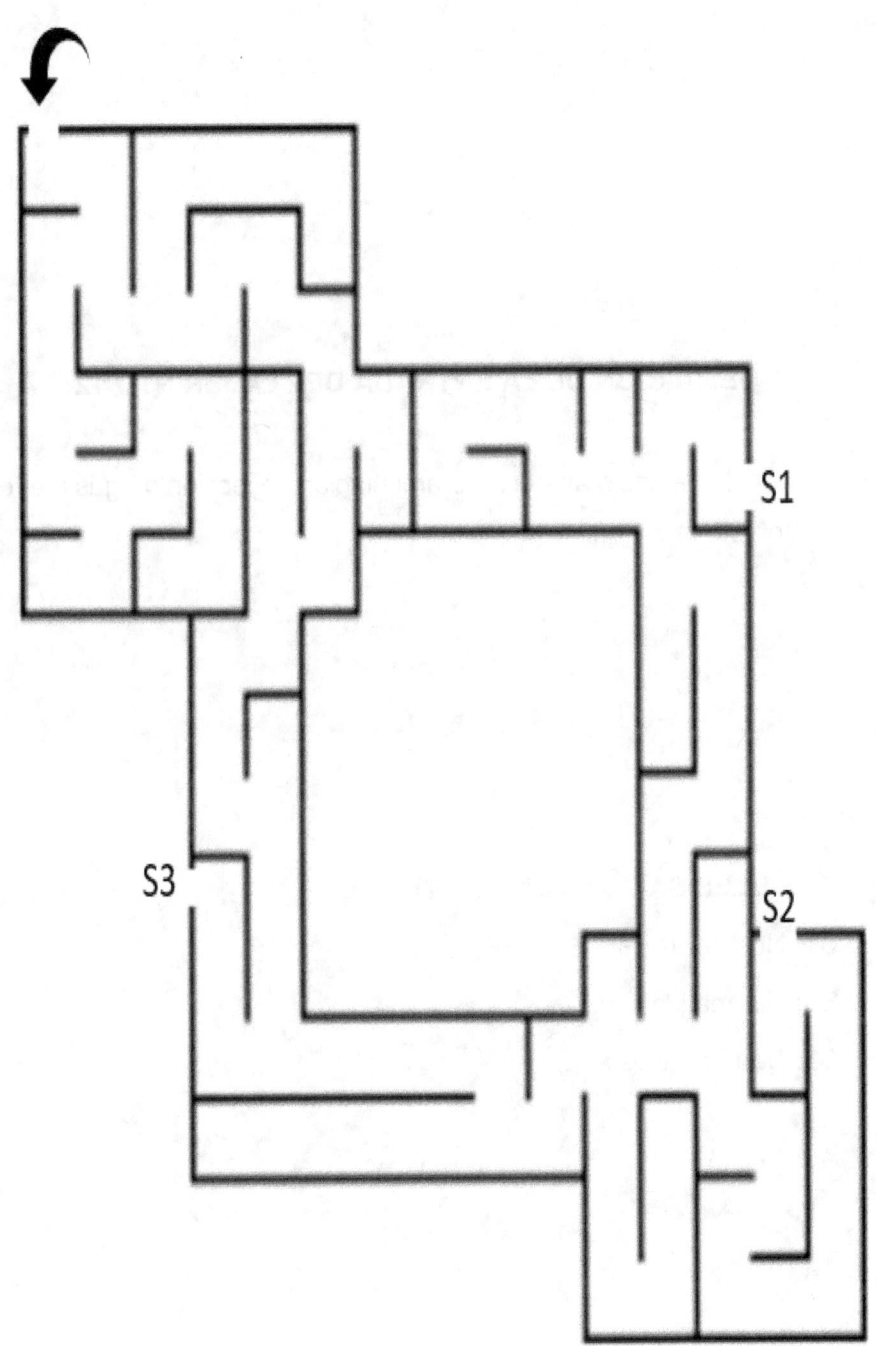

DEFINICIÓN DE LA ENTRADA DEL LABERINTO 12

Presencia de gas o aire en una articulación; inyección de gas o aire con objeto radiográfico.

POSIBLES SALIDAS LABERÍNTICAS

S1: Neumartrosis.

S2: Neumatización.

S3: Neumoartrografía.

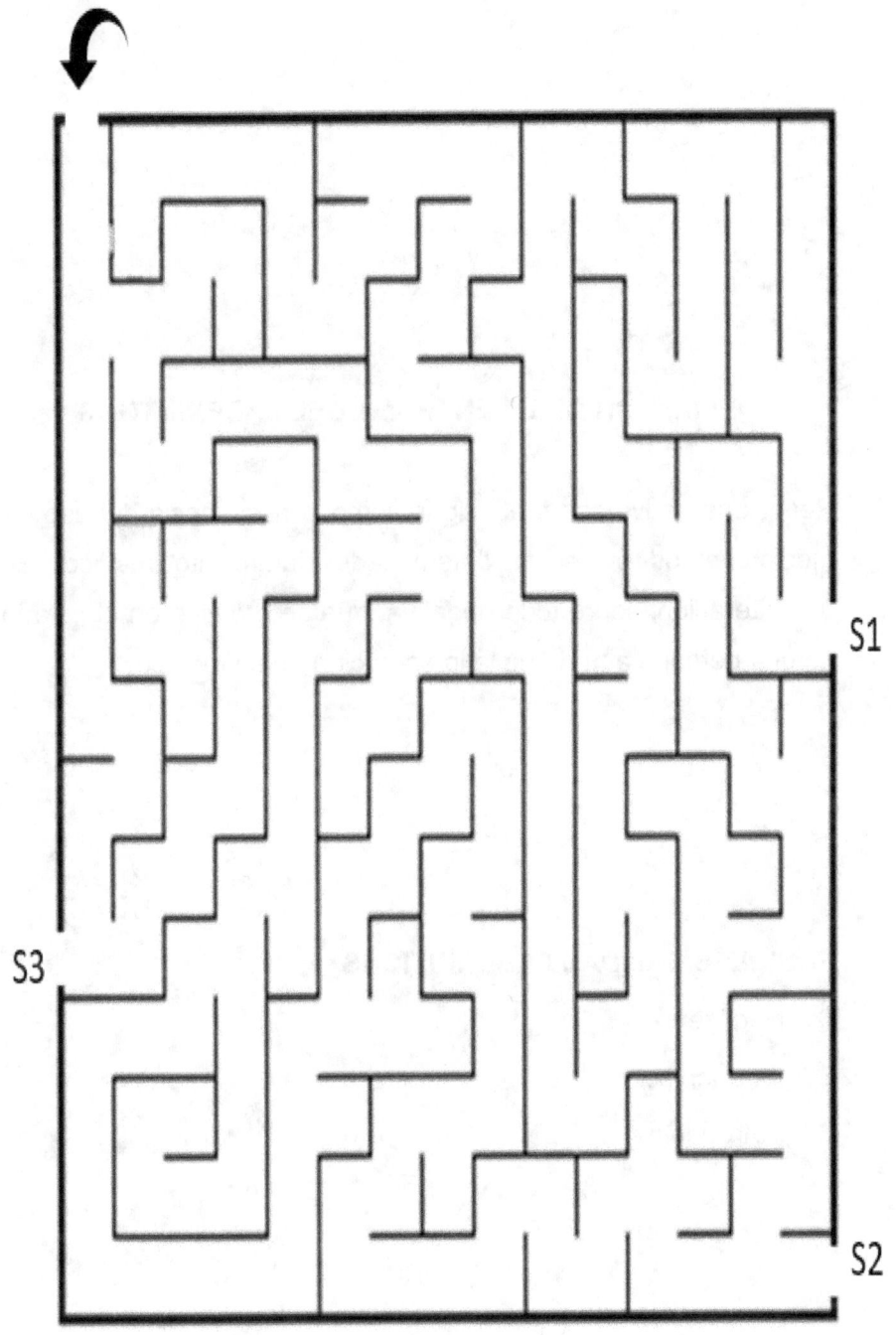

DEFINICIÓN DE LA ENTRADA DEL LABERINTO 13

Reacciones adversas producidas como consecuencia del uso de medicamentos o de un determinado tratamiento médico. Es una alteración, sobre todo negativa, que se produce en el estado de una persona a partir de la intervención de un médico.

POSIBLES SALIDAS LABERÍNTICAS

S1: Negligente.

S2: Iatrogénico.

S3: Yatrogenia.

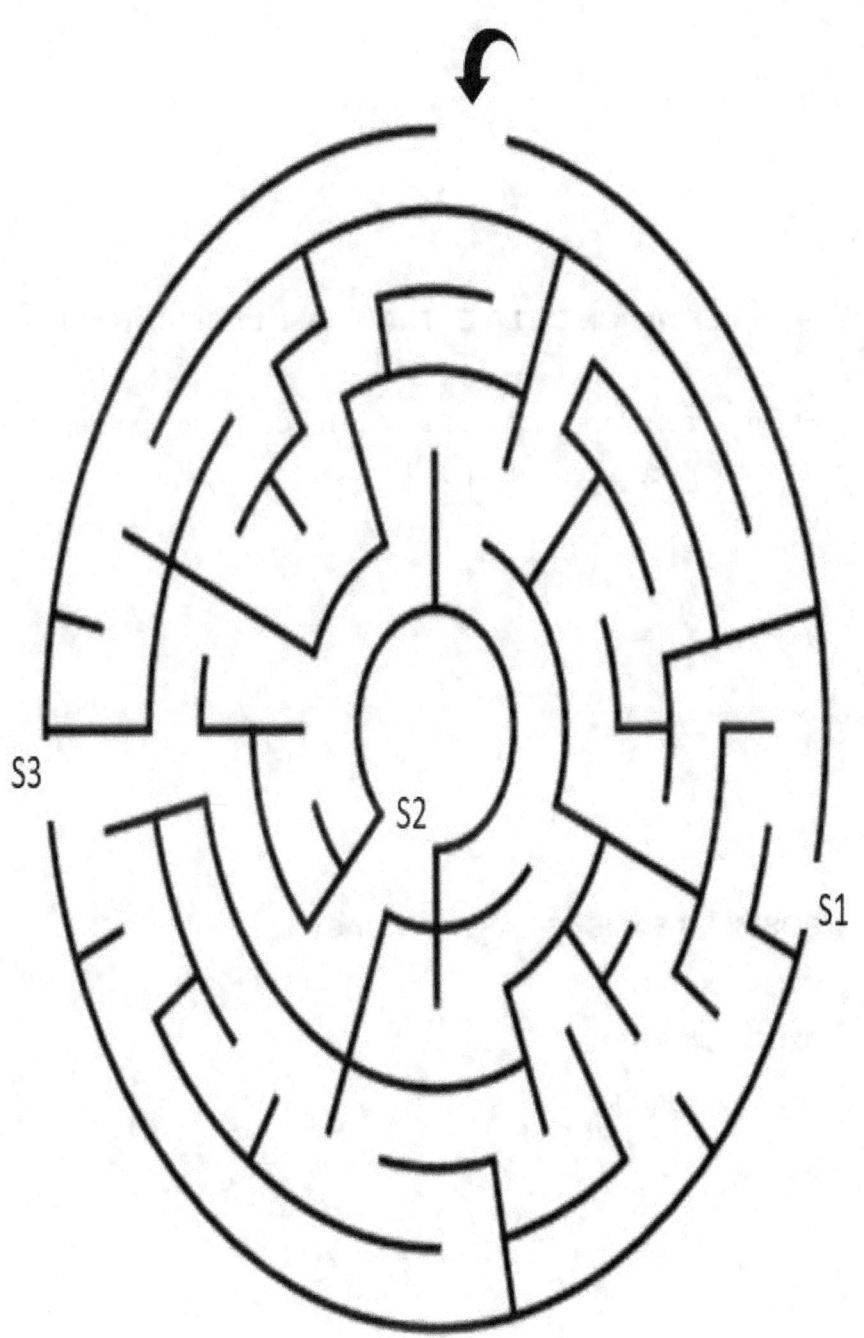

S3

S2

S1

DEFINICIÓN DE LA ENTRADA DEL LABERINTO 14

Enfermedad relacionada con la ingesta de cierto tipo de habas (Cerdeña), caracterizada por hemólisis grave y aparición de púrpura.

POSIBLES SALIDAS LABERÍNTICAS

S1: Fabismo.

S2: Fabulación.

S3: Facomatosis.

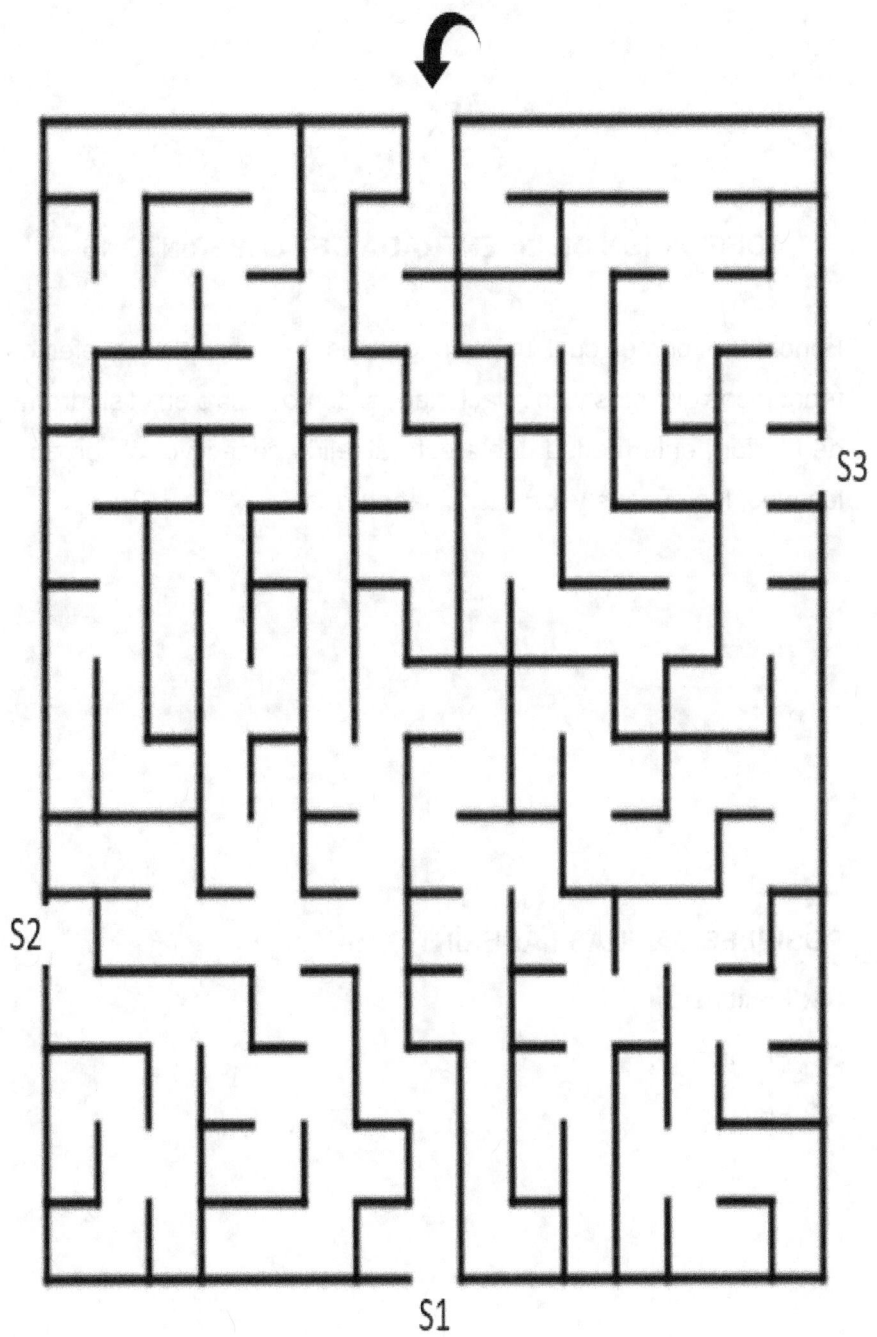

S3

S2

S1

DEFINICIÓN DE LA ENTRADA DEL LABERINTO 15

Fenómeno por el cual un solo gen es responsable de efectos fenotípicos distintos y no relacionados, como ocurre en el síndrome de Marfan, enfermedad que afecta al tejido conectivo, el corazón, los ojos, los huesos y los vasos sanguíneos.

POSIBLES SALIDAS LABERÍNTICAS

S1: Platibasia.

S2: Pleiotropía.

S3: Platirrinia.

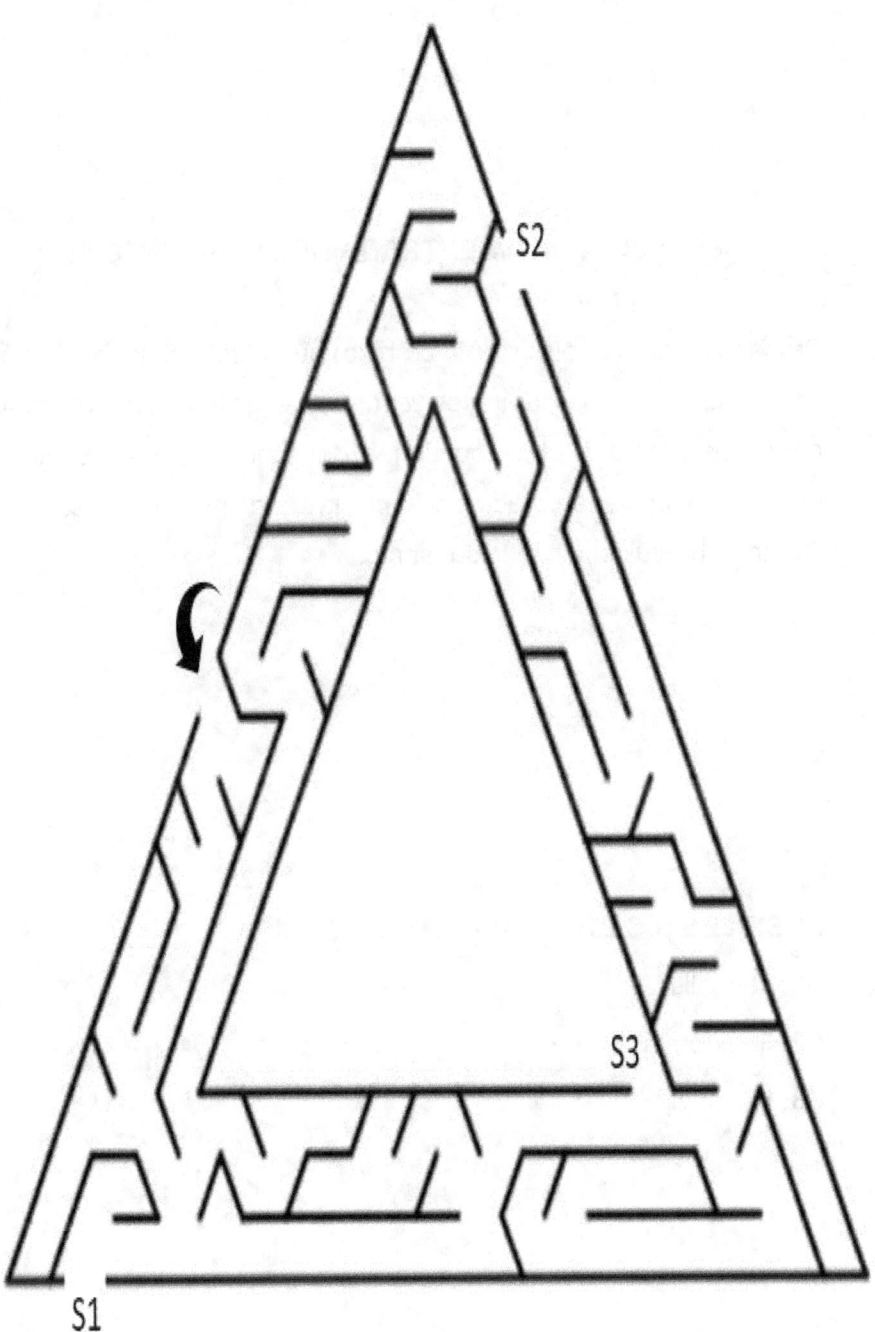

DEFINICIÓN DE LA ENTRADA DEL LABERINTO 16

Proceso inflamatorio (agudo o crónico) que afecta al íleon, porción de intestino delgado entre el yeyuno y el colon. Generalmente puede asociarse a otras porciones del tubo digestivo. Distintas enfermedades tienen predilección por la zona final: enfermedad de Crohn, tuberculosis, infecciones, etc.

POSIBLES SALIDAS LABERÍNTICAS

S1: Ileocolitis.

S2: Ileostomía.

S3: Ileítis.

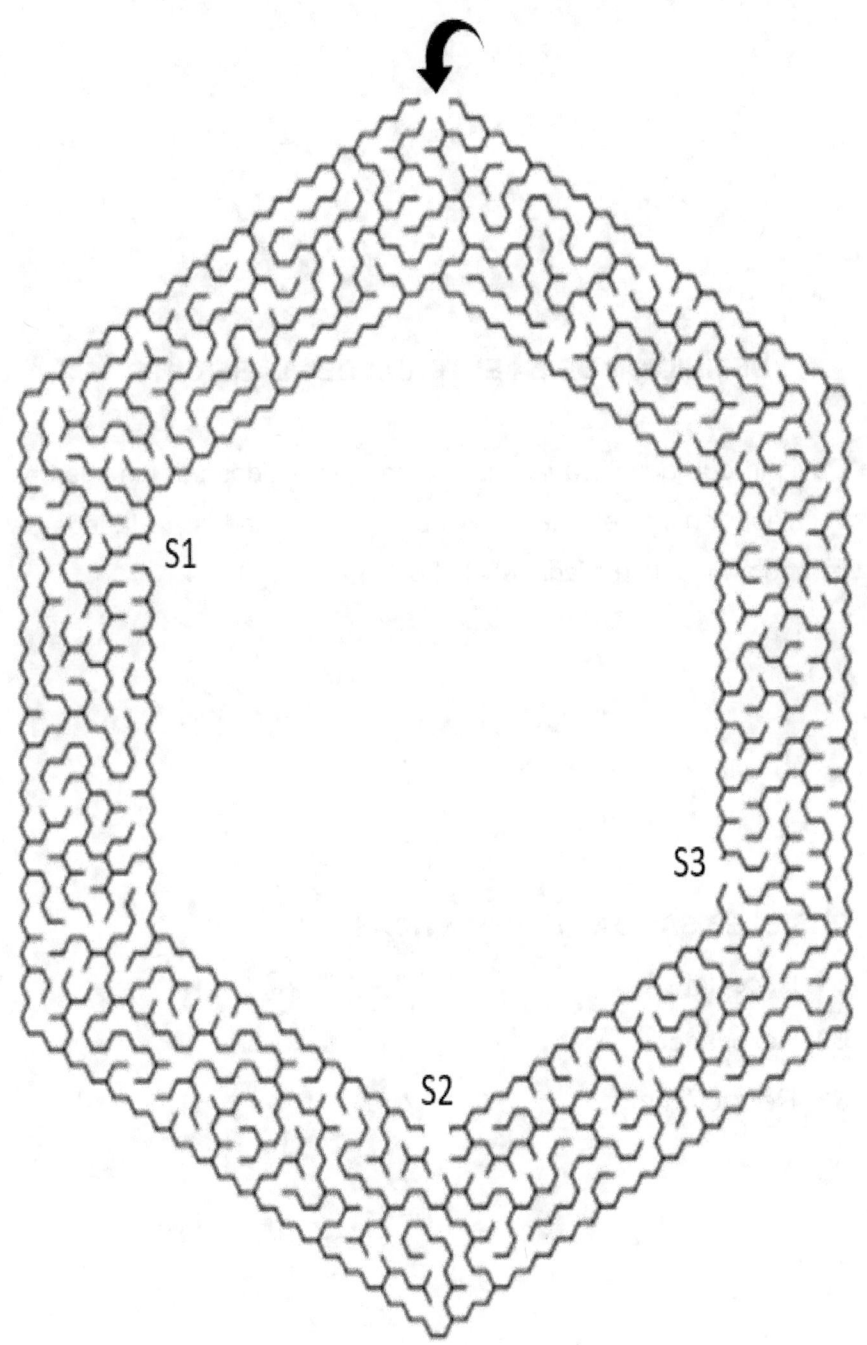

DEFINICIÓN DE LA ENTRADA DEL LABERINTO 17

Cavidad que amplifica las vibraciones producidas por las cuerdas vocales, constituyen ejemplos de estas cavidades: la laringe, la laringofaringe, la orofaringe y la boca.

POSIBLES SALIDAS LABERÍNTICAS

S1: Receptor.

S2: Resonador.

S3: Refractómetro.

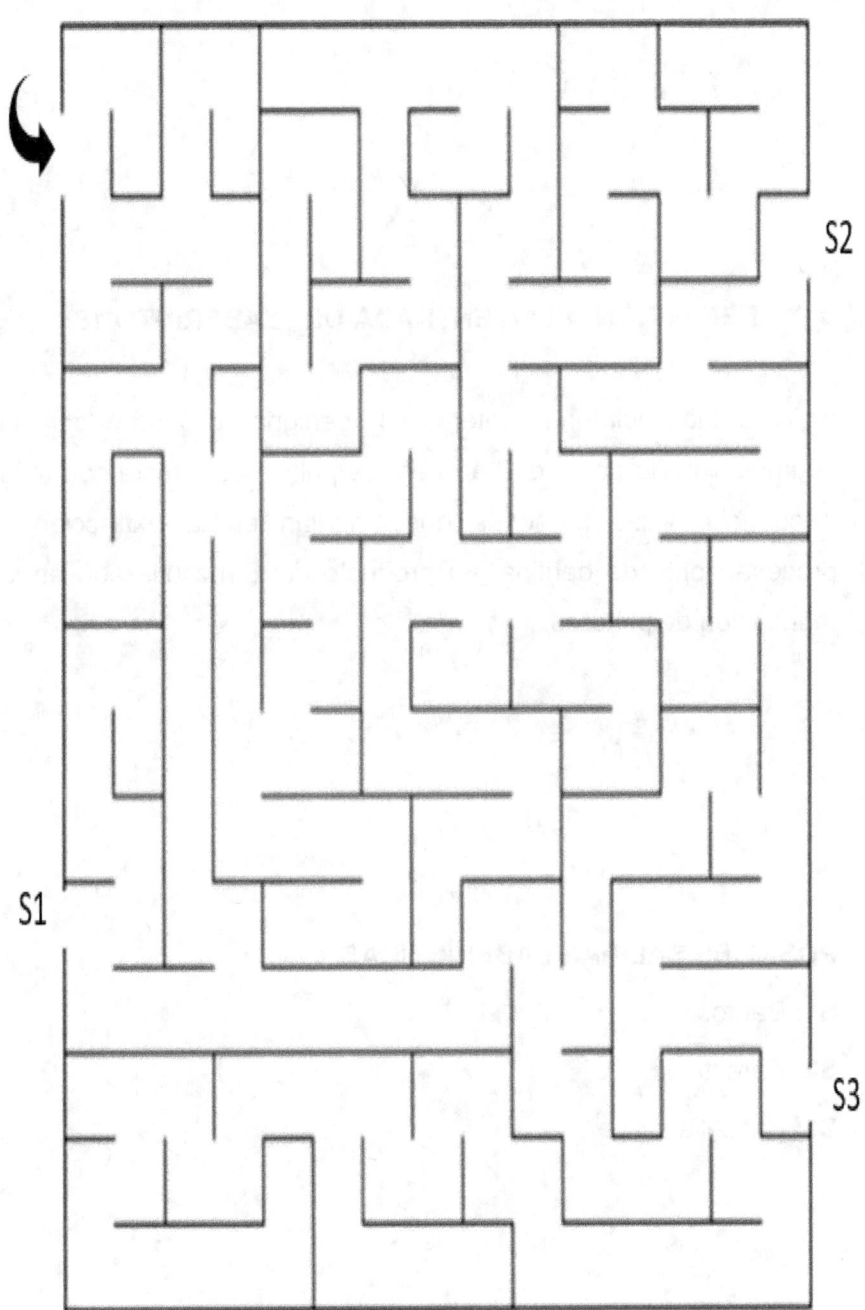

DEFINICIÓN DE LA ENTRADA DEL LABERINTO 18

Enfermedad pulmonar intersticial benigna causada por la acumulación de polvo de bario en los pulmones, afecta con más frecuencia a las personas que trabajan en la extracción y procesamiento de baritina, un producto del Bario utilizado en la fabricación de pinturas.

POSIBLES SALIDAS LABERÍNTICAS

S1: Baritosis.

S2: Barestesia.

S3: Basofilia.

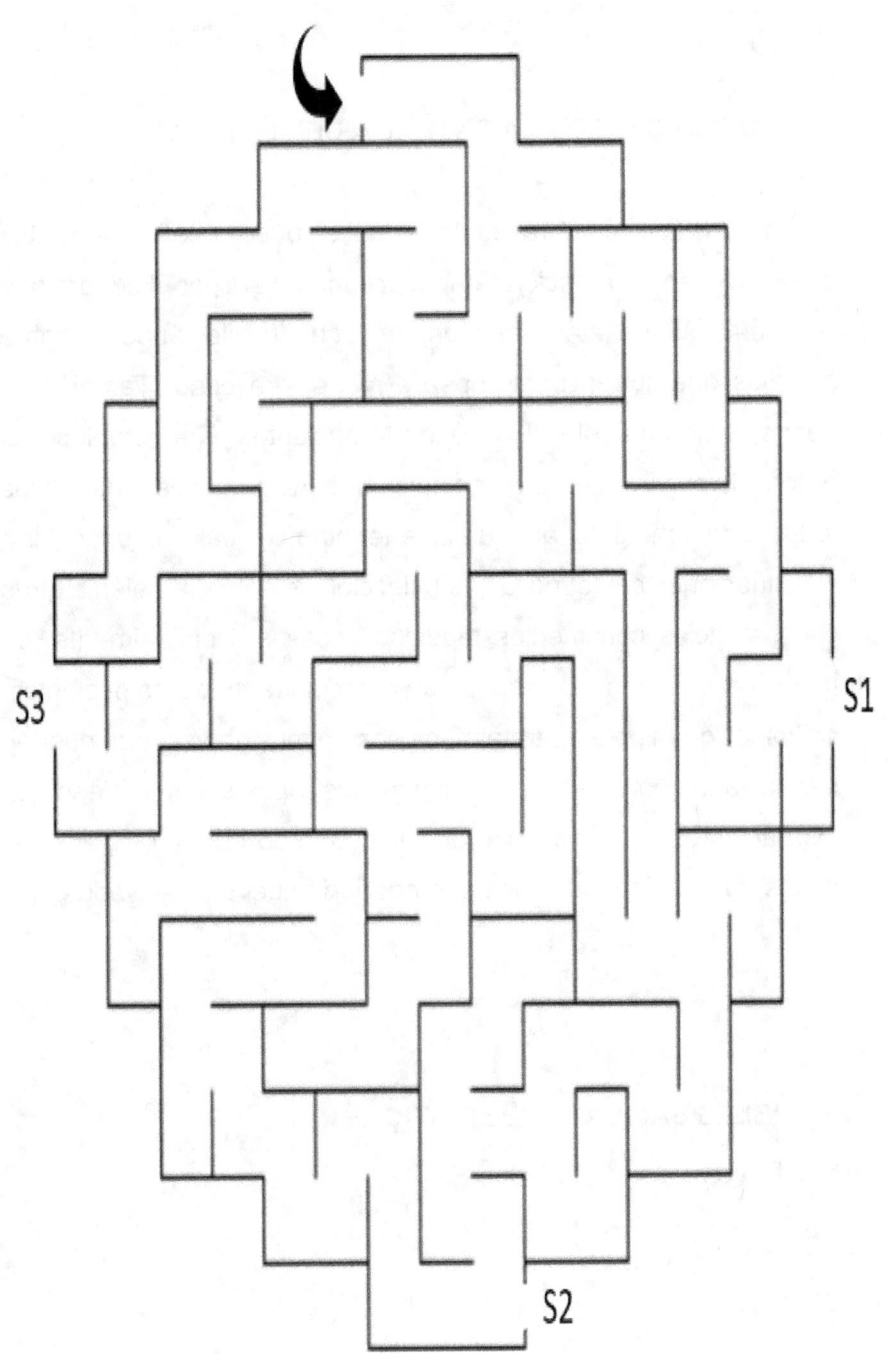

DEFINICIÓN DE LA ENTRADA DEL LABERINTO 19

Es una clasificación a través de la cual se busca que los pacientes que requieren de atención terapéutica inmediata por el cuadro que presentan sean tratados en primer lugar, privilegiándolos sobre aquellos que sufren trastornos de menor gravedad. También se define como una selección inicial de pacientes para establecer el orden y la prioridad en la atención cuando no pueden ser atendidos todos o de inmediato, aunque este término se suele circunscribir a las situaciones catastróficas, la selección se aplica también a otras circunstancias con medios médicos escasos. Habitualmente, en medicina de urgencia, después de examinar a todos los pacientes, se seleccionan para su tratamiento los no muy graves, que pueden ser salvados con los medios disponibles, pues si se emplean con los pacientes con un peor pronóstico solo se podrían tratar unos pocos, muriendo más de los que podrían haber sido salvados.

POSIBLES SALIDAS LABERÍNTICAS

S1: Triage.

S2: Triada.

S3: Tasa.

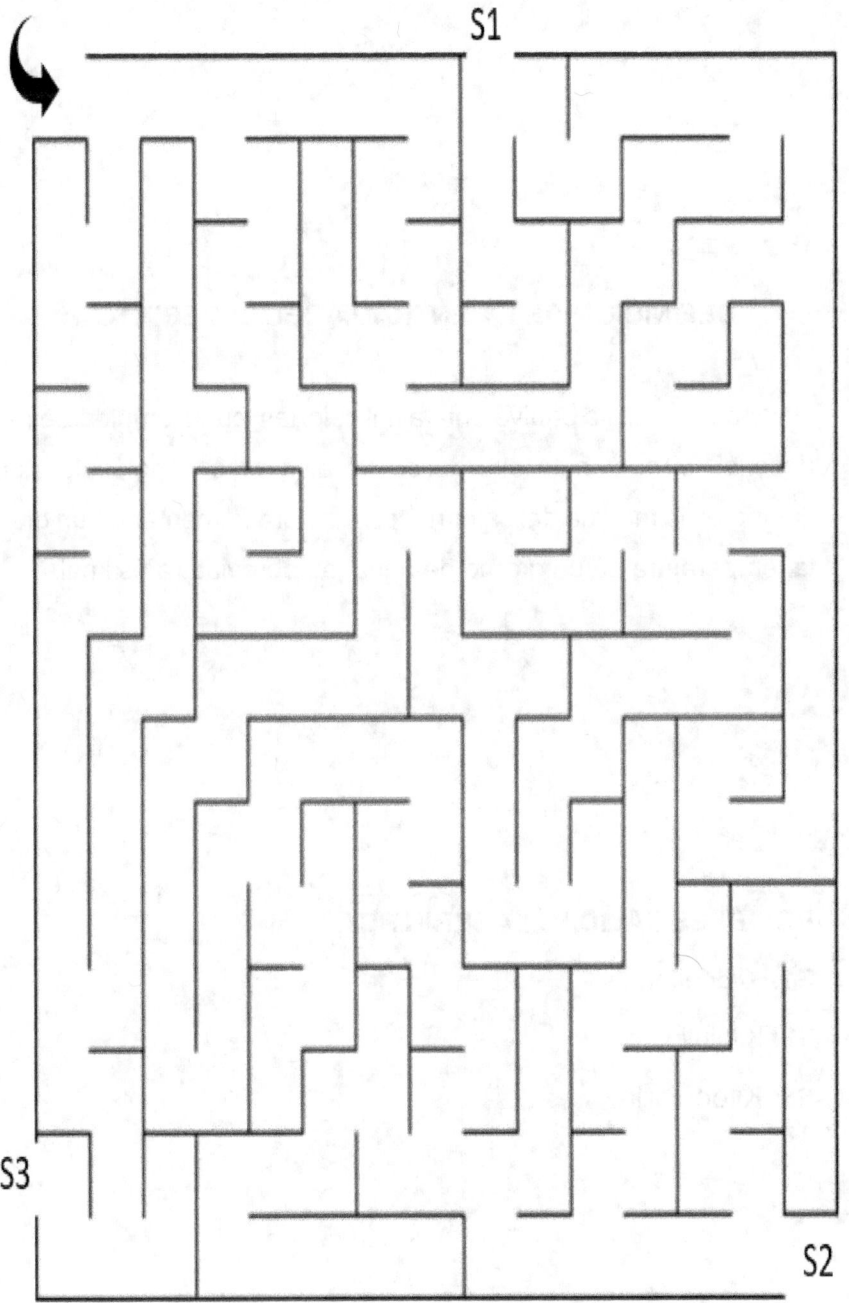

DEFINICIÓN DE LA ENTRADA DEL LABERINTO 20

Unidad de energía equivalente a mil calorías, suele emplearse para describir el contenido energético de alimentos y moléculas, una caloría es la medida del calor necesaria para aumentar en un grado la temperatura de un gramo de agua, su abreviatura es kcal.

POSIBLES SALIDAS LABERÍNTICAS

S1: Kilodalton.

S2: Kilojulio.

S3: Kilocaloría.

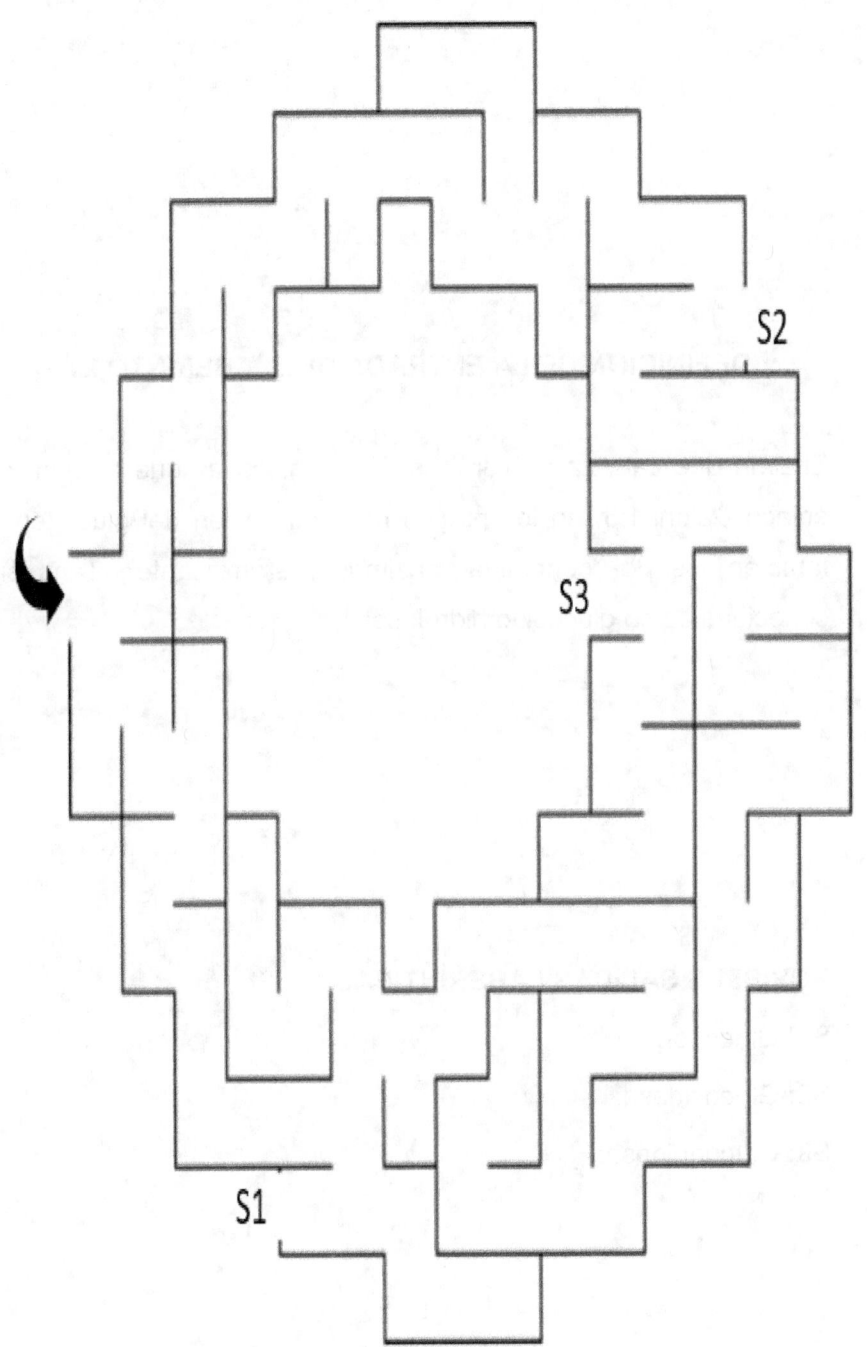

DEFINICIÓN DE LA ENTRADA DEL LABERINTO 21

Enzima que cataliza la hidrólisis de las glucosas que forman un enlace &alpha1;6, en los puntos de ramificación del glucógeno, también se le denomina enzima desramificante. También conocidas como glucósido hidrolasas.

POSIBLES SALIDAS LABERÍNTICAS

S1: Glucagón.

S2: Glucosidasa.

S3: Glucoquinasa.

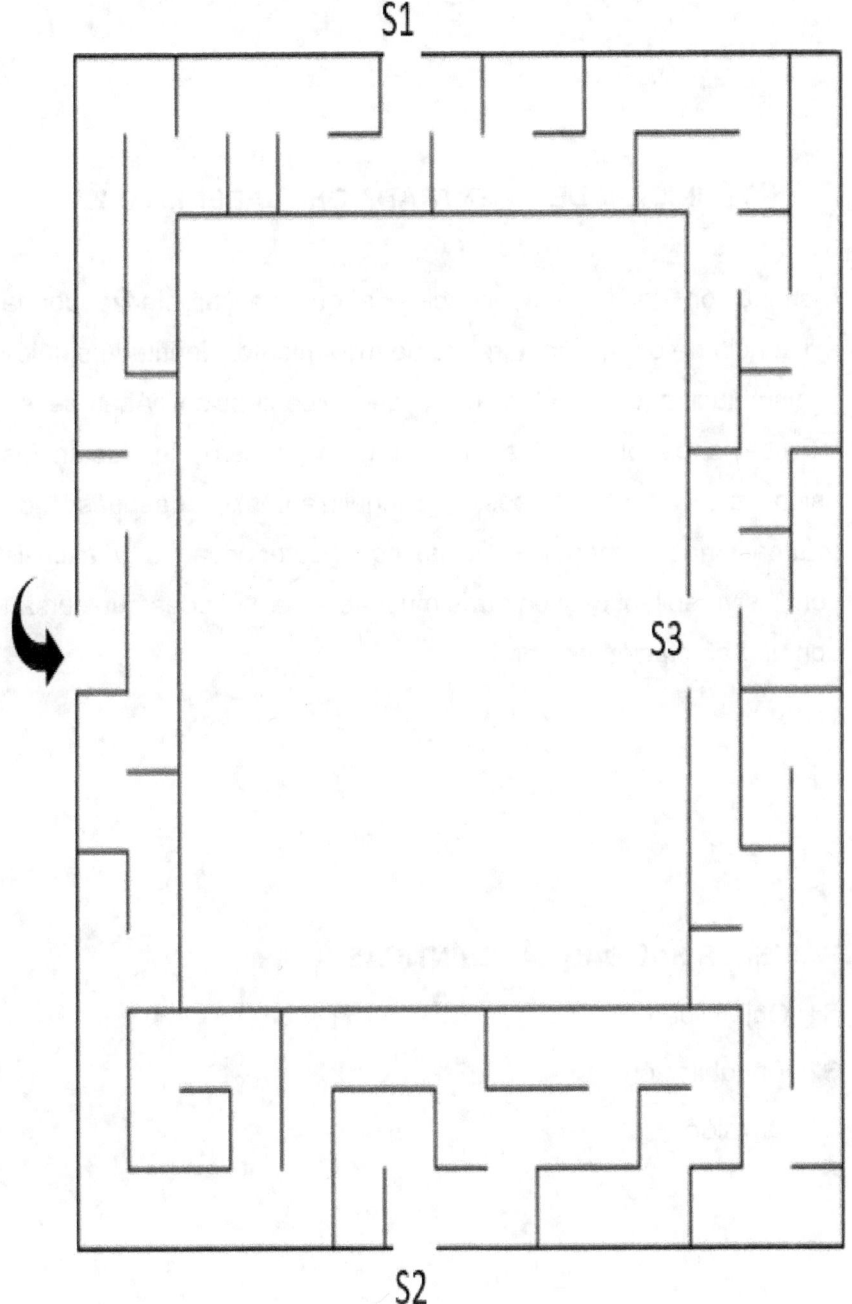

DEFINICIÓN DE LA ENTRADA DEL LABERINTO 22

Disminución del nivel de conciencia que se caracteriza por la existencia de confusión, torpeza de movimientos, lentitud psíquica y disminución de la atención y de la percepción. Aparece en intoxicaciones producidas por un gran número de sustancias psicoactivas (barbitúricos, tranquilizantes), después de traumatismos craneoencefálicos, con posterioridad a una crisis convulsiva epiléptica y en otras muchas enfermedades que cursan con una afectación cerebral.

POSIBLES SALIDAS LABERÍNTICAS

S1: Objetividad.

S2: Obnubilación.

S3: Omisión.

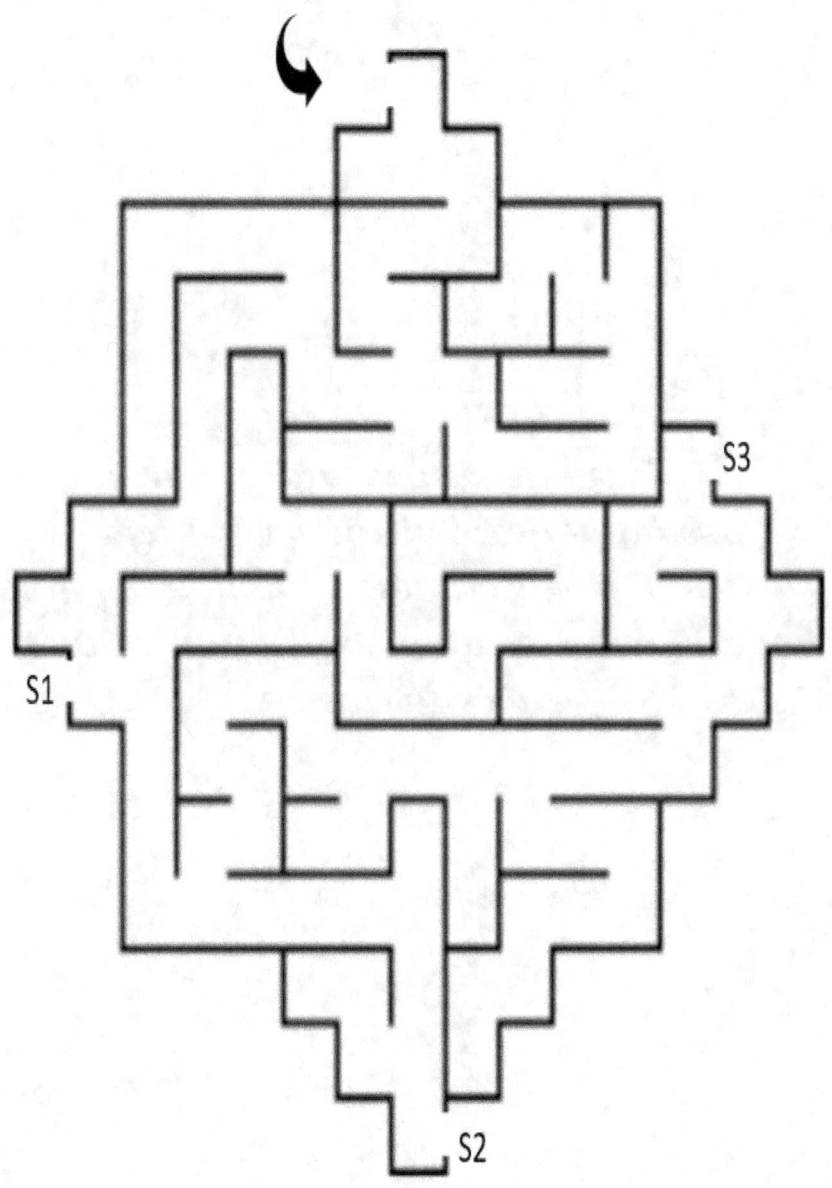

Plantear nuevas preguntas, nuevas posibilidades, considerar los viejos problemas desde un nuevo ángulo, requiere imaginación creativa y marca un avance real en la ciencia.

Albert Einstein

LABERINTOS

DE COMPLEJIDAD

GRADO II

DEFINICIÓN DE LA ENTRADA DEL LABERINTO 23

Registro gráfico que resulta del empleo de los ultrasonidos para visualizar la estructura del corazón y estudiar su capacidad de bombear sangre.

POSIBLES SALIDAS LABERÍNTICAS

S1: Ecocardiograma.

S2: Ecocardiografía.

S3: Ecoencefalografía.

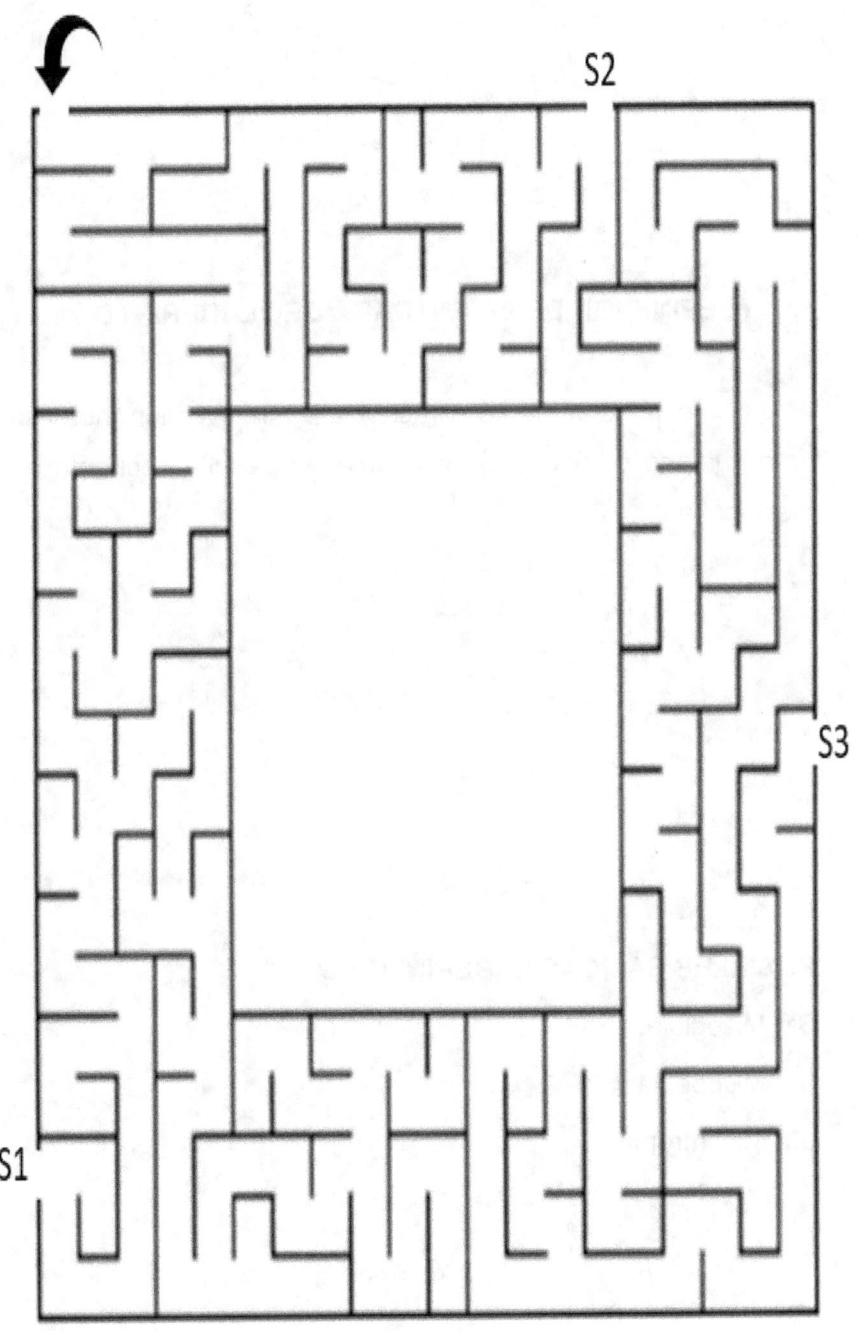

DEFINICIÓN DE LA ENTRADA DEL LABERINTO 24

Actitud o conducta que se caracteriza por la aversión morbosa al trato humano y búsqueda de la soledad, resulta frecuente en la melancolía.

POSIBLES SALIDAS LABERÍNTICAS

S1: Misoginia.

S2: Misopedia.

S3: Misantropía.

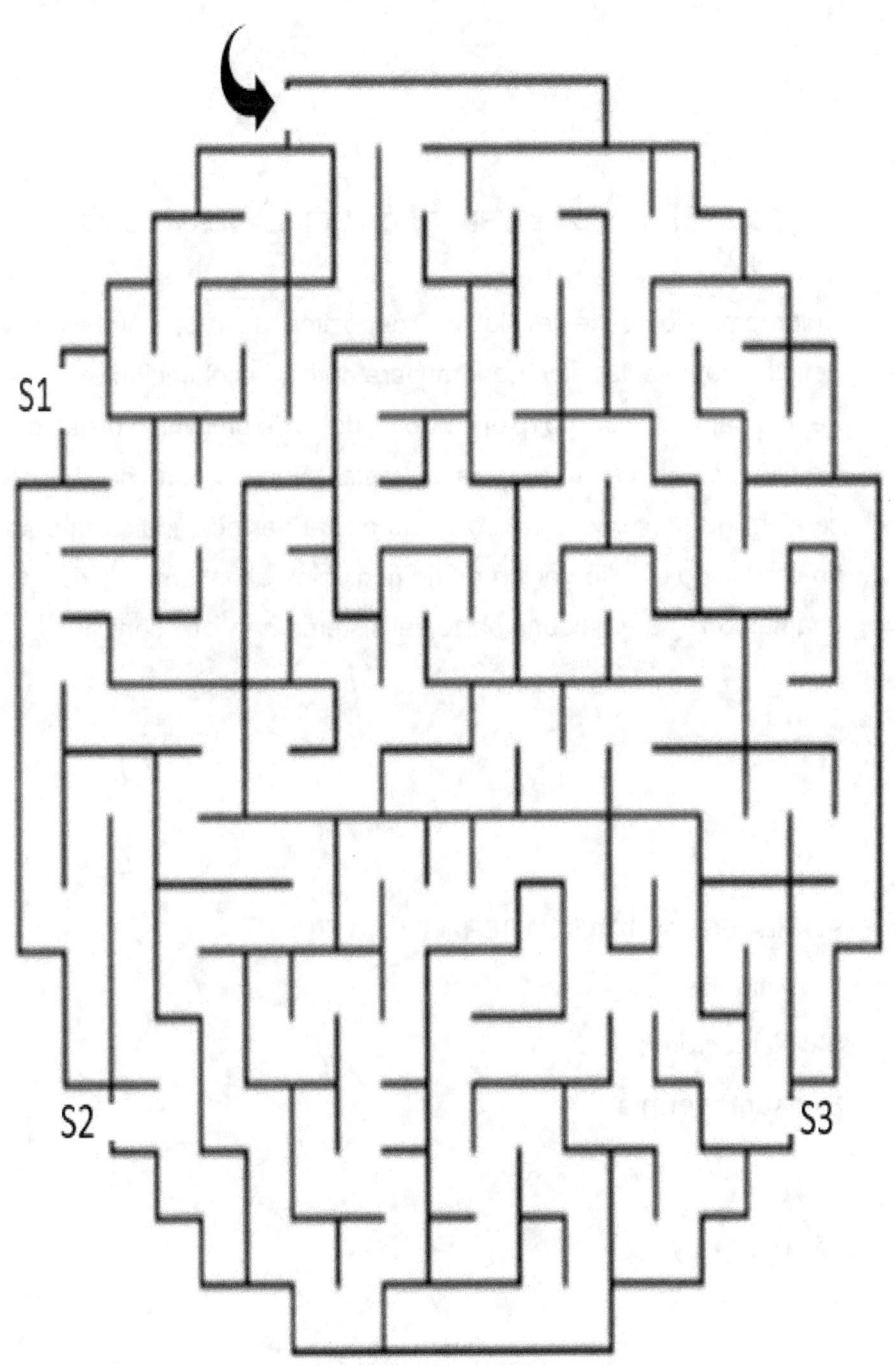

DEFINICIÓN DE LA ENTRADA DEL LABERINTO 25

Color amarillento de la piel por depósitos de oro. También es definido como el término general para definir la coloración amarilla de una parte del cuerpo (piel u otro tejido) o de un líquido orgánico. Cuando se hace referencia a esta en el caso del líquido cefalorraquídeo, que es claro como cristal de roca, indica que se ha producido una liberación de hemoglobina al haberse producido una hemorragia en alguna parte del sistema nervioso central.

POSIBLES SALIDAS LABERÍNTICAS

S1: Xantelasma.

S2: Xantocromía.

S3: Xantodermia.

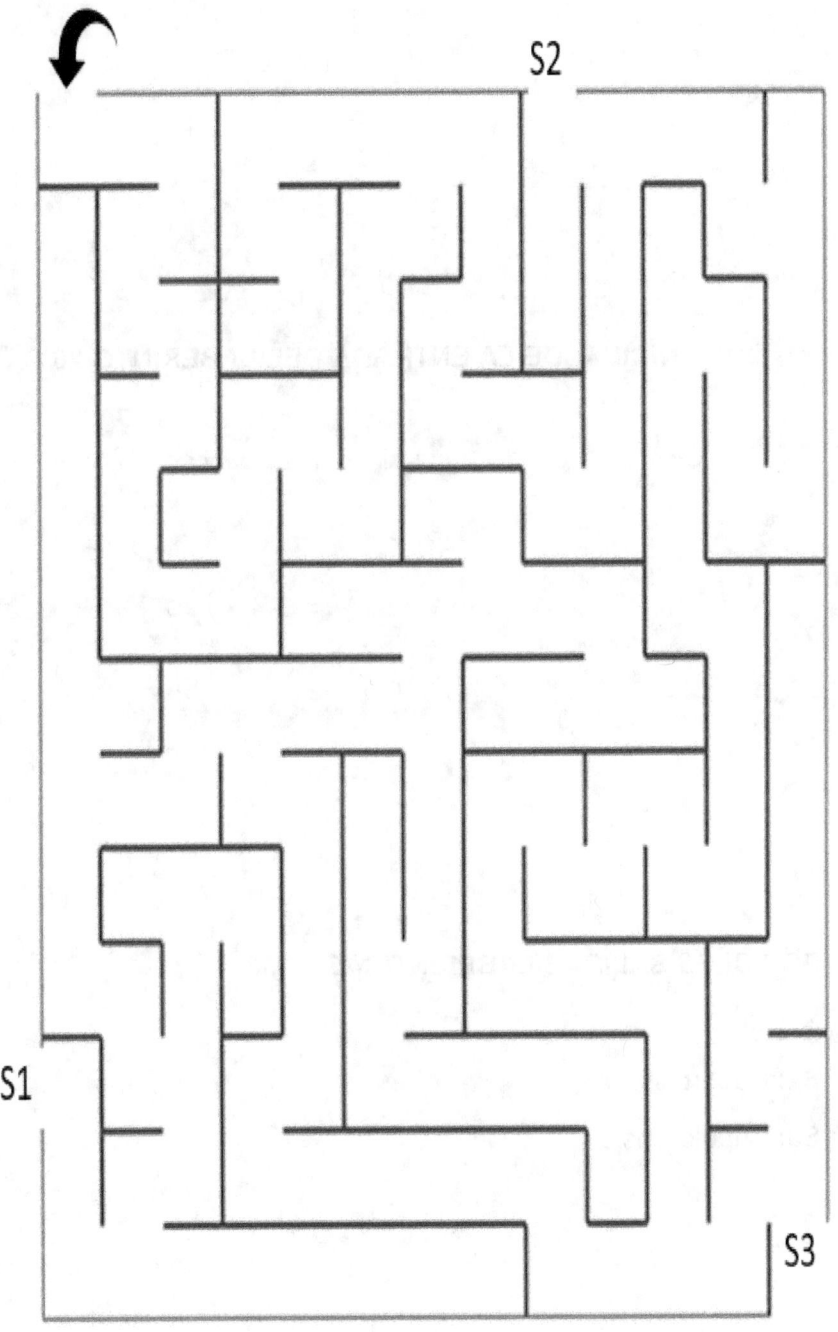

DEFINICIÓN DE LA ENTRADA DEL LABERINTO 26

Condición causada por picaduras de mosquitos.

POSIBLES SALIDAS LABERÍNTICAS

S1: Culicosis.

S2: Cuperosis.

S3: Cupulolitiasis.

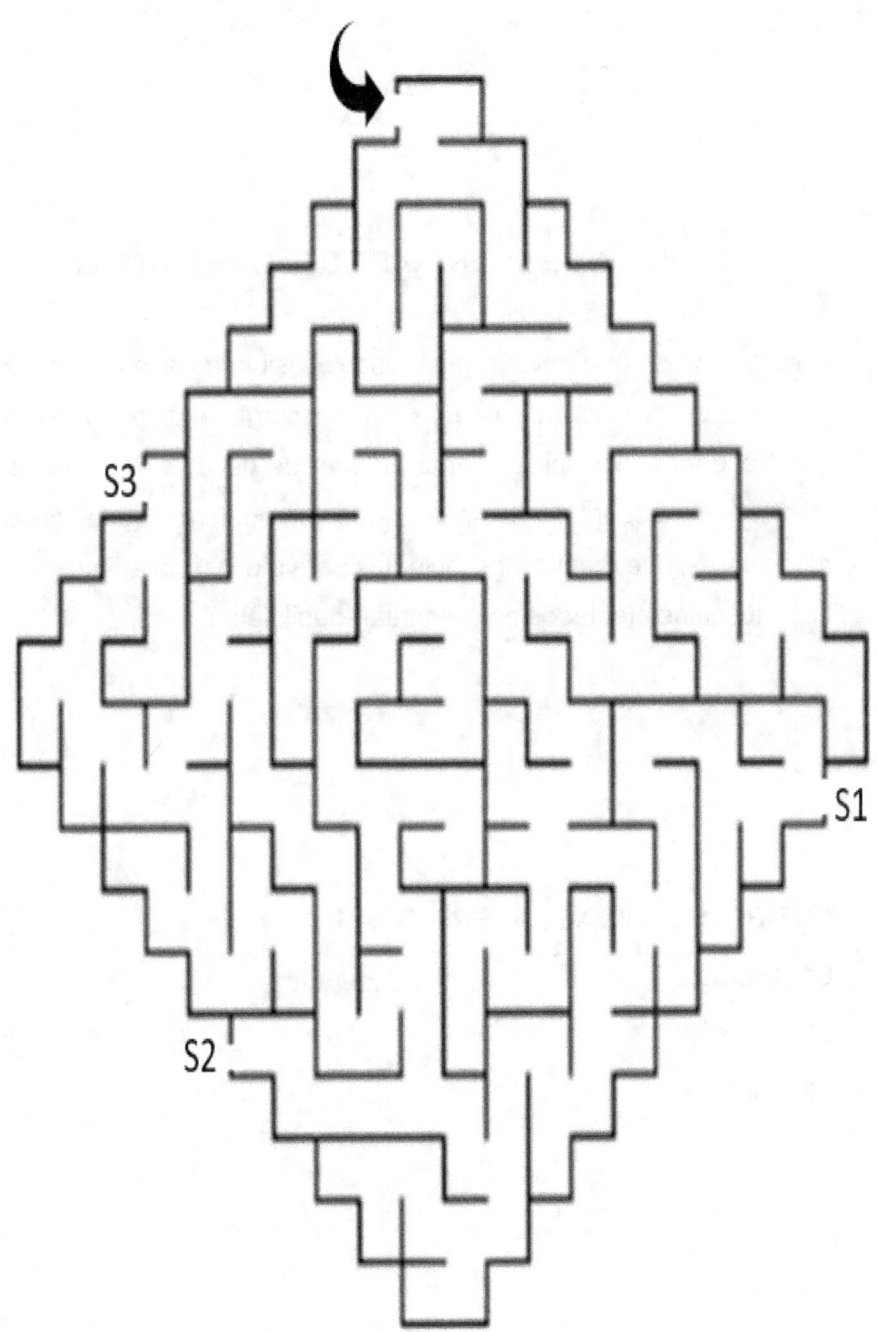

DEFINICIÓN DE LA ENTRADA DEL LABERINTO 27

Contracción de una porción del músculo visible a través de la piel y debida, electromiográficamente, a la descarga de un potencial de alta frecuencia con inicio y final brusco, es decir, son temblores involuntarios espontáneos localizados en determinadas fibras musculares, que resultan insuficientes para mover una articulación. Los músculos afectados no presentan debilidad ni atrofia.

POSIBLES SALIDAS LABERÍNTICAS

S1: Micropsia.

S2: Mioquimia.

S3: Miotático.

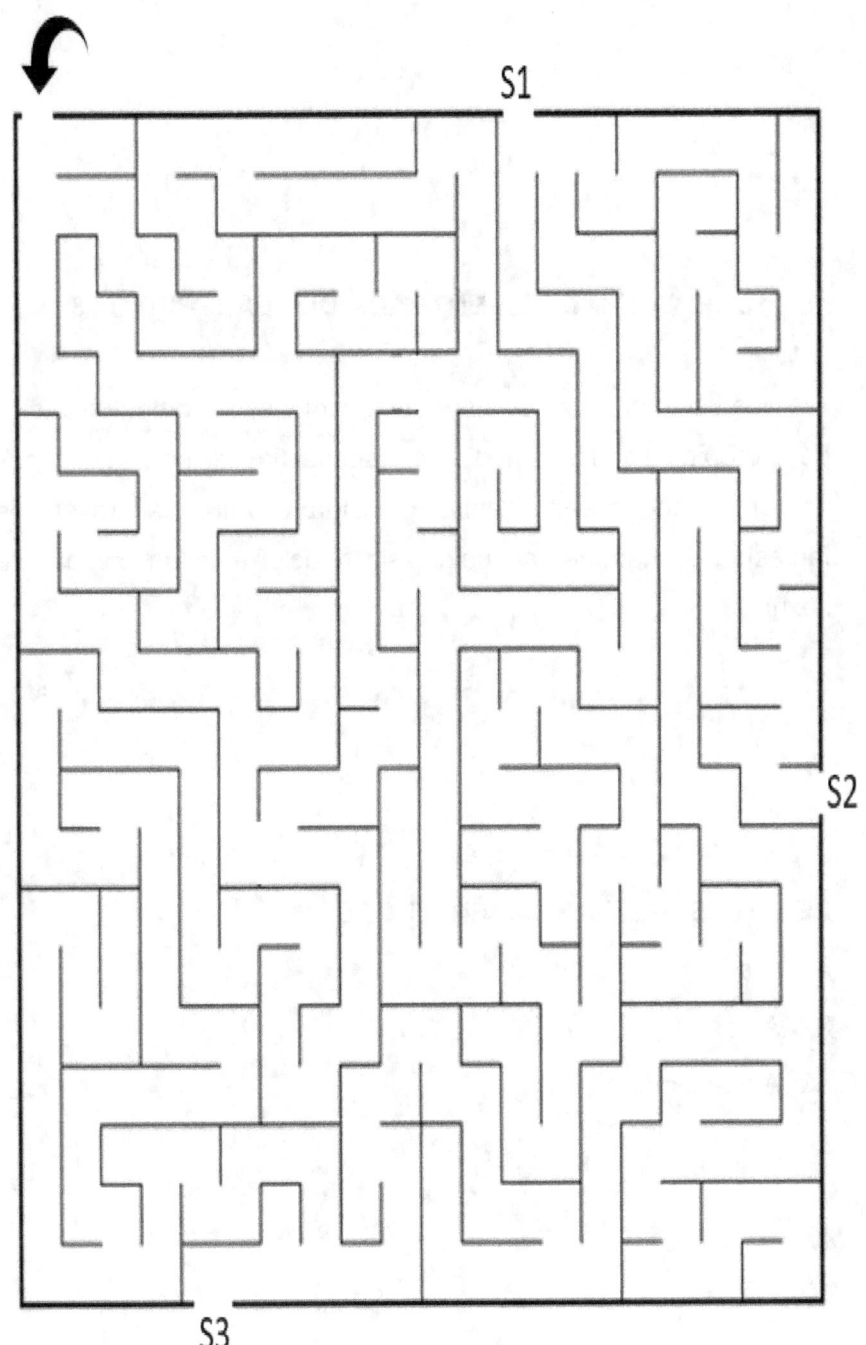

DEFINICIÓN DE LA ENTRADA DEL LABERINTO 28

Actividad sexual provocada por uno mismo, en solitario. Excitación de la propia sexualidad mediante la autoestimulación de las zonas erógenas (tocamiento genital, masturbación) o a través de fantasías o imágenes sexuales, sin relación con un compañero sexual.

POSIBLES SALIDAS LABERÍNTICAS

S1: Erotismo.

S2: Autoerotismo.

S3: Autoestima.

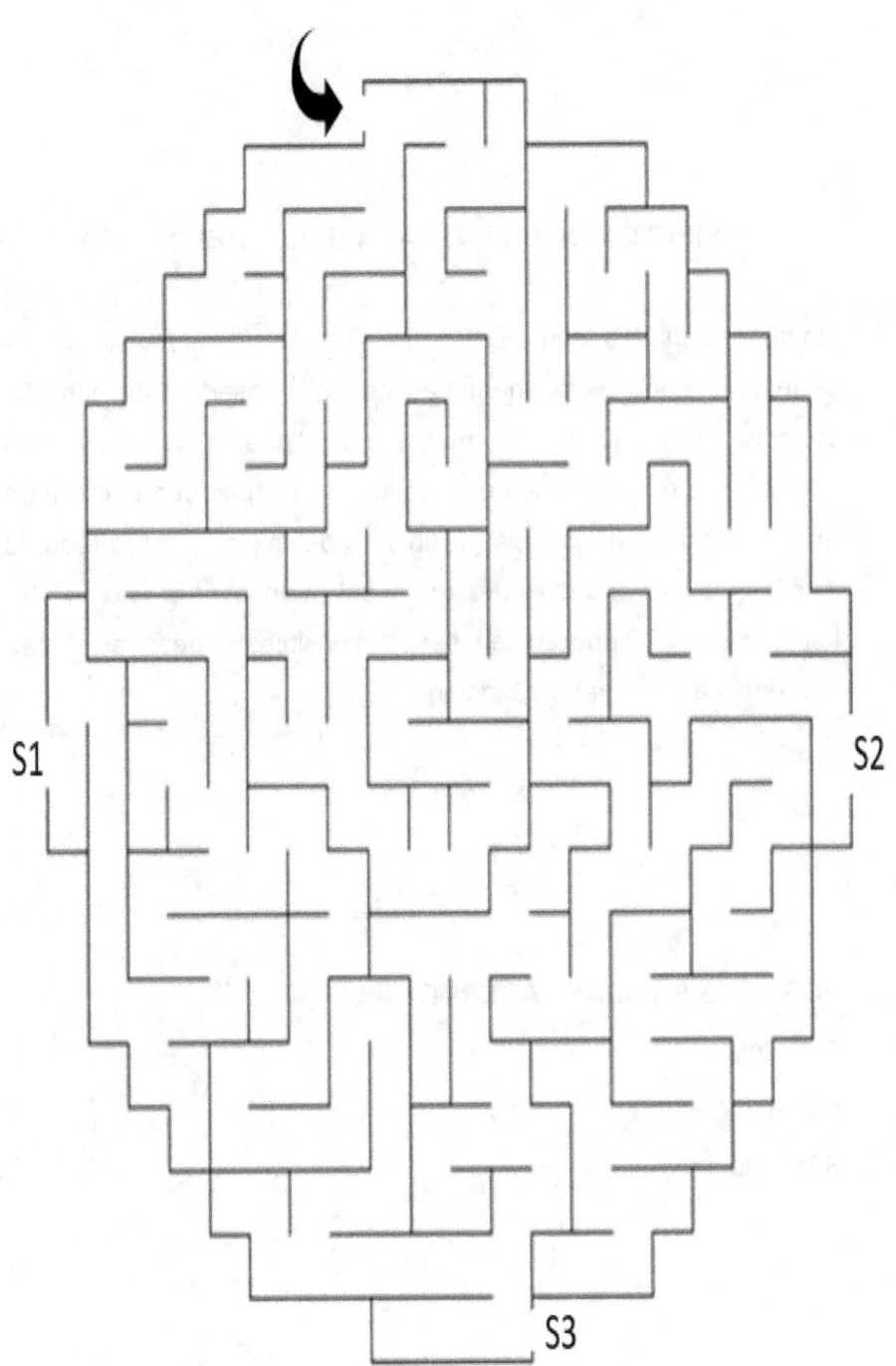

DEFINICIÓN DE LA ENTRADA DEL LABERINTO 29

Nombre científico con el que se conoce a las pecas. Estas pequeñas manchas pigmentarias de color rosado y de tamaño variable (de 1 a 5 mm), no tienen relieve sobre la epidermis (contrariamente a los lunares). Aparecen sobre todo en las personas de piel clara, rubias o pelirrojas, y sobre todo se localizan en las zonas expuestas al sol (manos, cara, etc.). Entre los 5 y los 15 años suelen ser más visibles y después tienen tendencia a detener su aparición.

POSIBLES SALIDAS LABERÍNTICAS

S1: Efélide.

S2: Melanosis.

S3: Melanina.

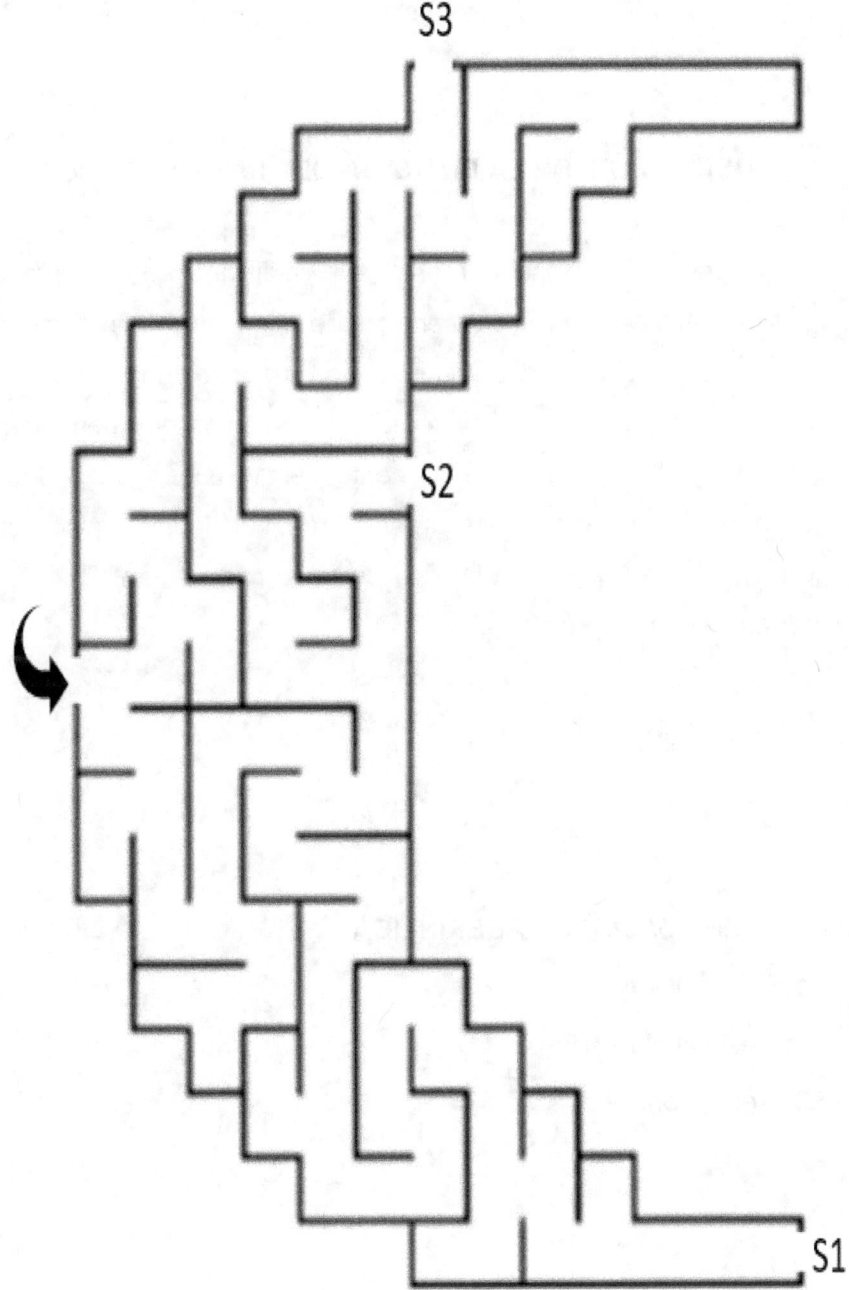

S3

S2

S1

DEFINICIÓN DE LA ENTRADA DEL LABERINTO 30

Mecanismo de defensa por el que el individuo se enfrenta a conflictos emocionales y a amenazas de origen interno o externo, expulsando de su conciencia o no dándose por enterado, cognoscitivamente, de los deseos, pensamientos o experiencias que le causan malestar. El componente afectivo puede mantenerse activo en la conciencia, desprendido de sus ideas asociadas. corresponde a un nivel defensivo de inhibiciones mentales o de formación de compromisos.

POSIBLES SALIDAS LABERÍNTICAS

S1: Reperfusión.

S2: Resistencia.

S3: Represión.

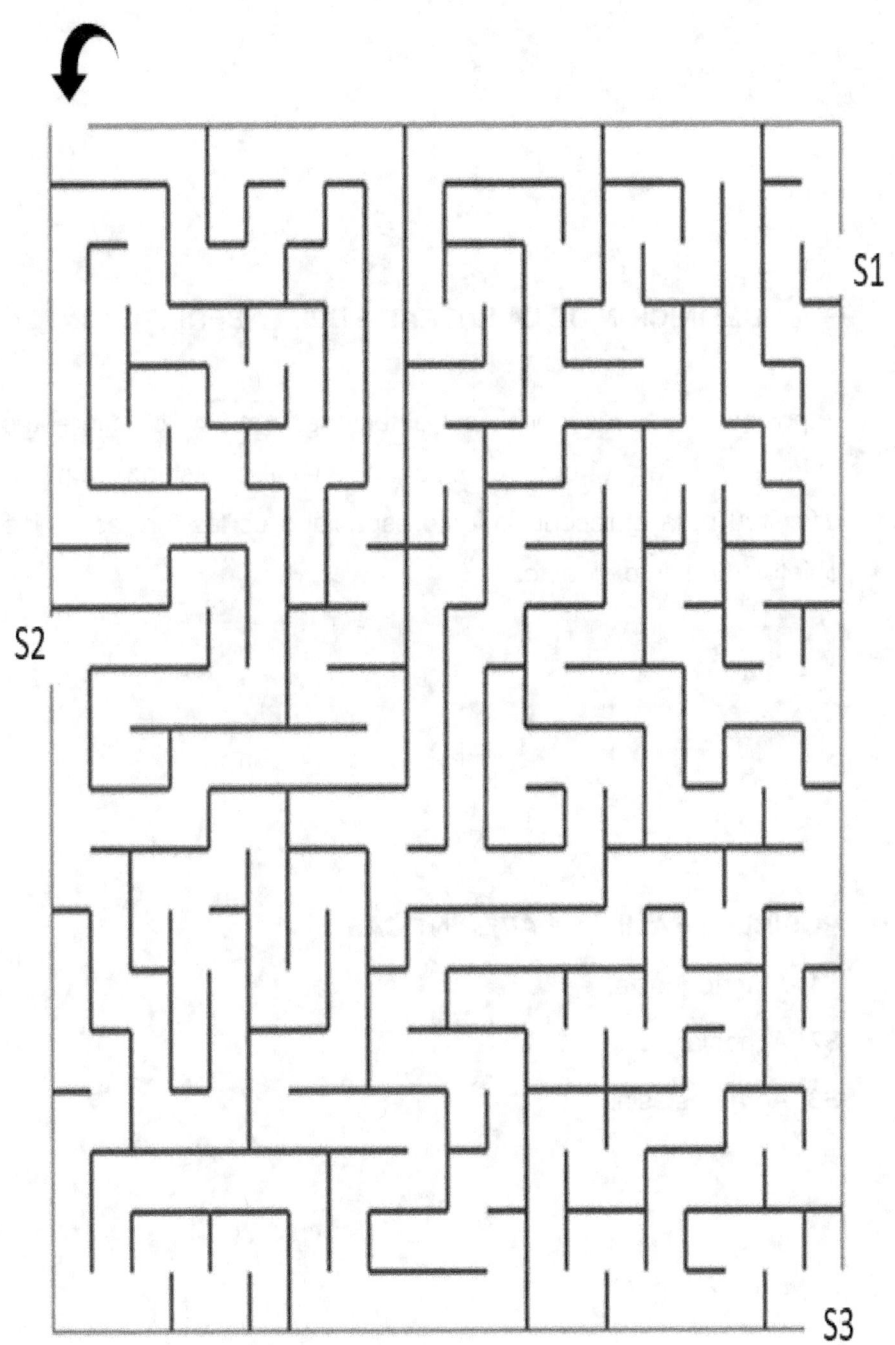

DEFINICIÓN DE LA ENTRADA DEL LABERINTO 31

Imposibilidad de reconocer, por el tacto la forma de los diferentes objetos, también conocida como agnosia táctil, caracterizada por la dificultad para el reconocimiento espacial y de las formas de los objetos mediante el tacto.

POSIBLES SALIDAS LABERÍNTICAS

S1: Amorfognosia.

S2: Agnosia.

S3: Agrafoestesia.

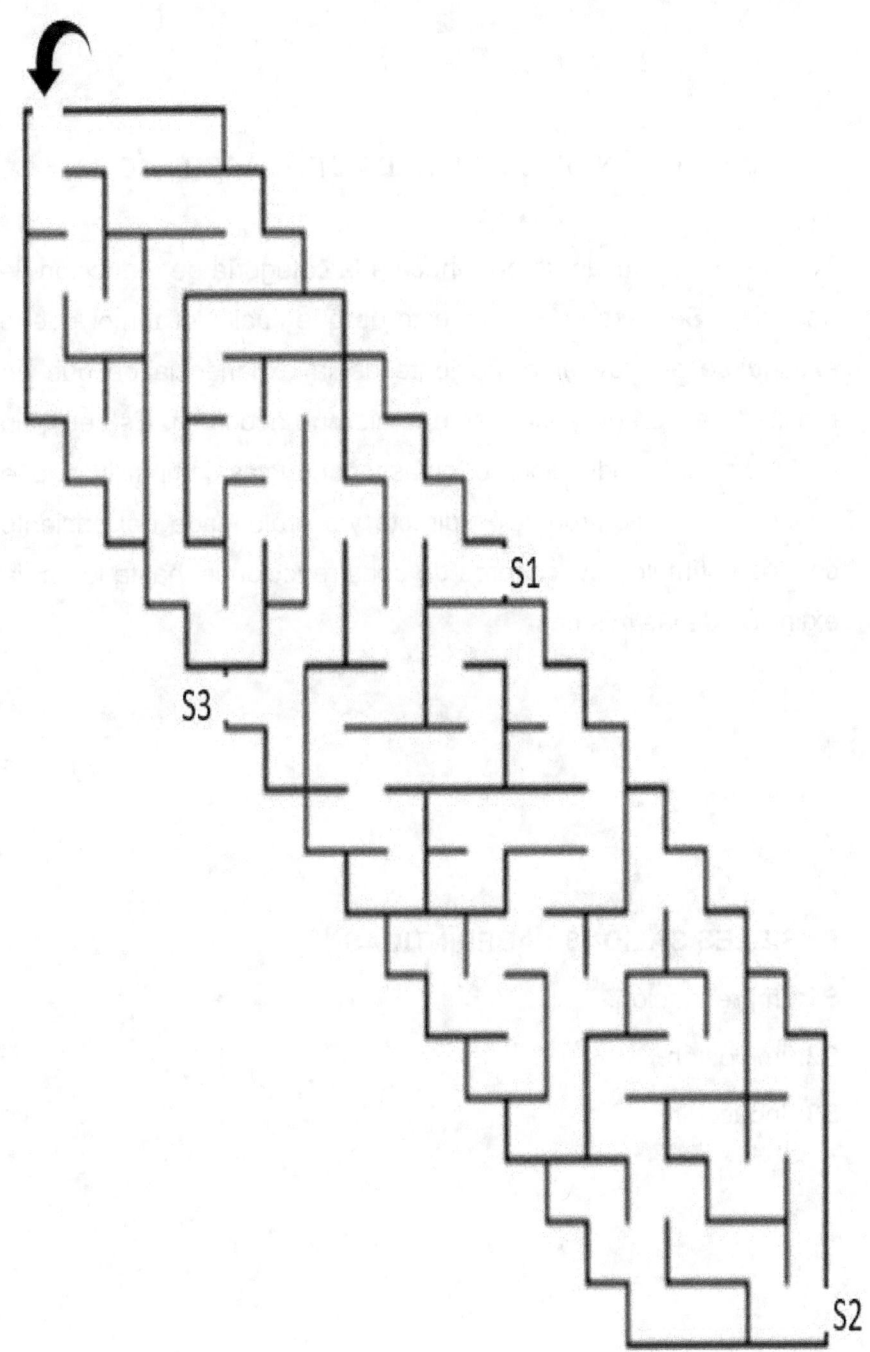

DEFINICIÓN DE LA ENTRADA DEL LABERINTO 32

Técnica terapéutica que pertenece a la categoría de reducción de ansiedad. Se basa en el supuesto de que cualquier temor puede extinguirse al proveer al paciente de la experiencia de que un resultado esperado y altamente temido no acontece. Es decir, un método para la reducción de fobias y conductas compulsivas, que consiste en la confrontación directa y/o prolongada del paciente con los estímulos evocadores de esas reacciones, hasta lograr la extinción de las mismas.

POSIBLES SALIDAS LABERÍNTICAS

S1: Impregnación.

S2: Implosión.

S3: Inducción.

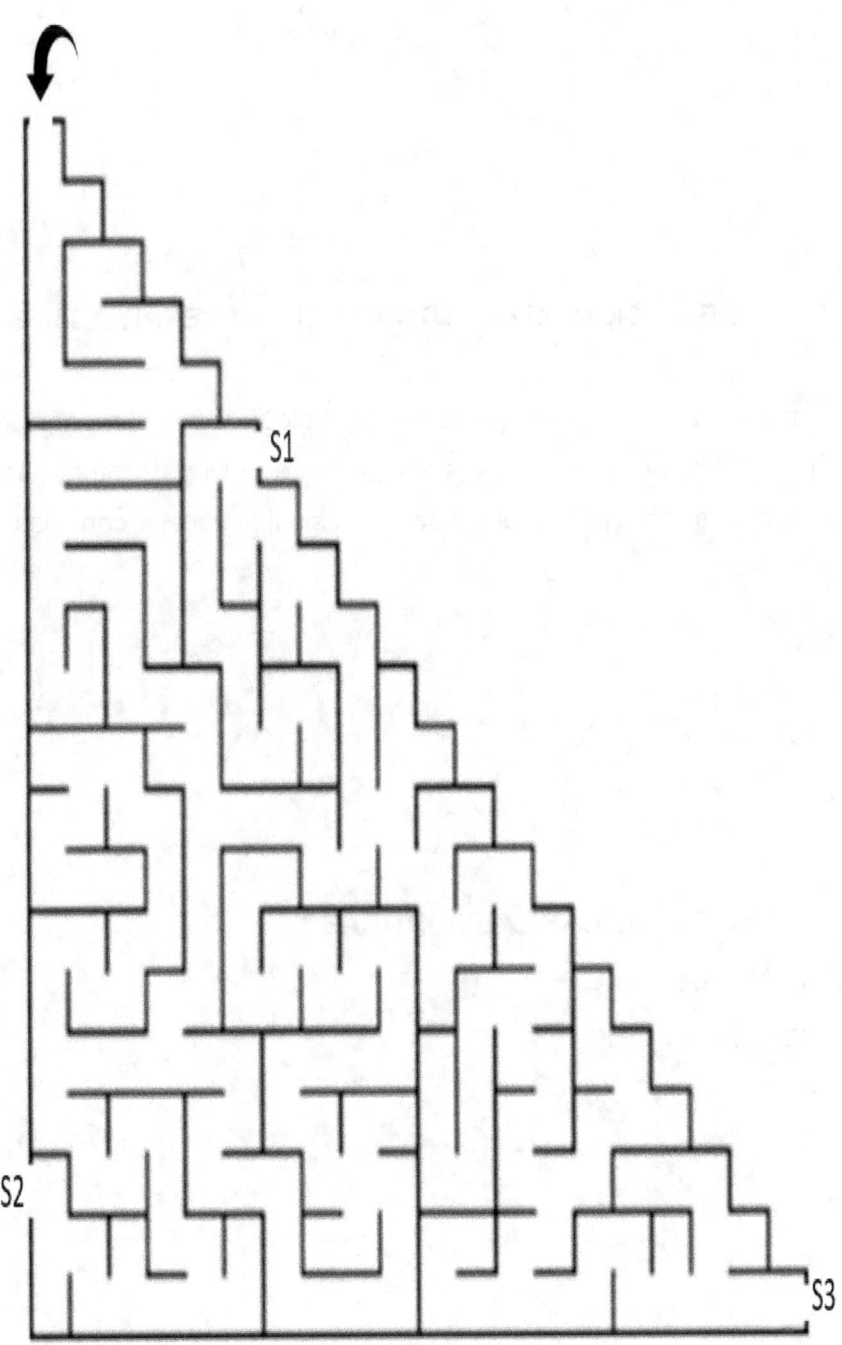

DEFINICIÓN DE LA ENTRADA DEL LABERINTO 33

Enfermedad pulmonar intersticial de etiología conocida, originada por la inhalación del polvo del algodón o polvos de otras fibras vegetales como el lino, el cáñamo o el sisal al trabajar con ellas.

POSIBLES SALIDAS LABERÍNTICAS

S1: Biotropismo.

S2: Blastomicosis.

S3: Bisinosis.

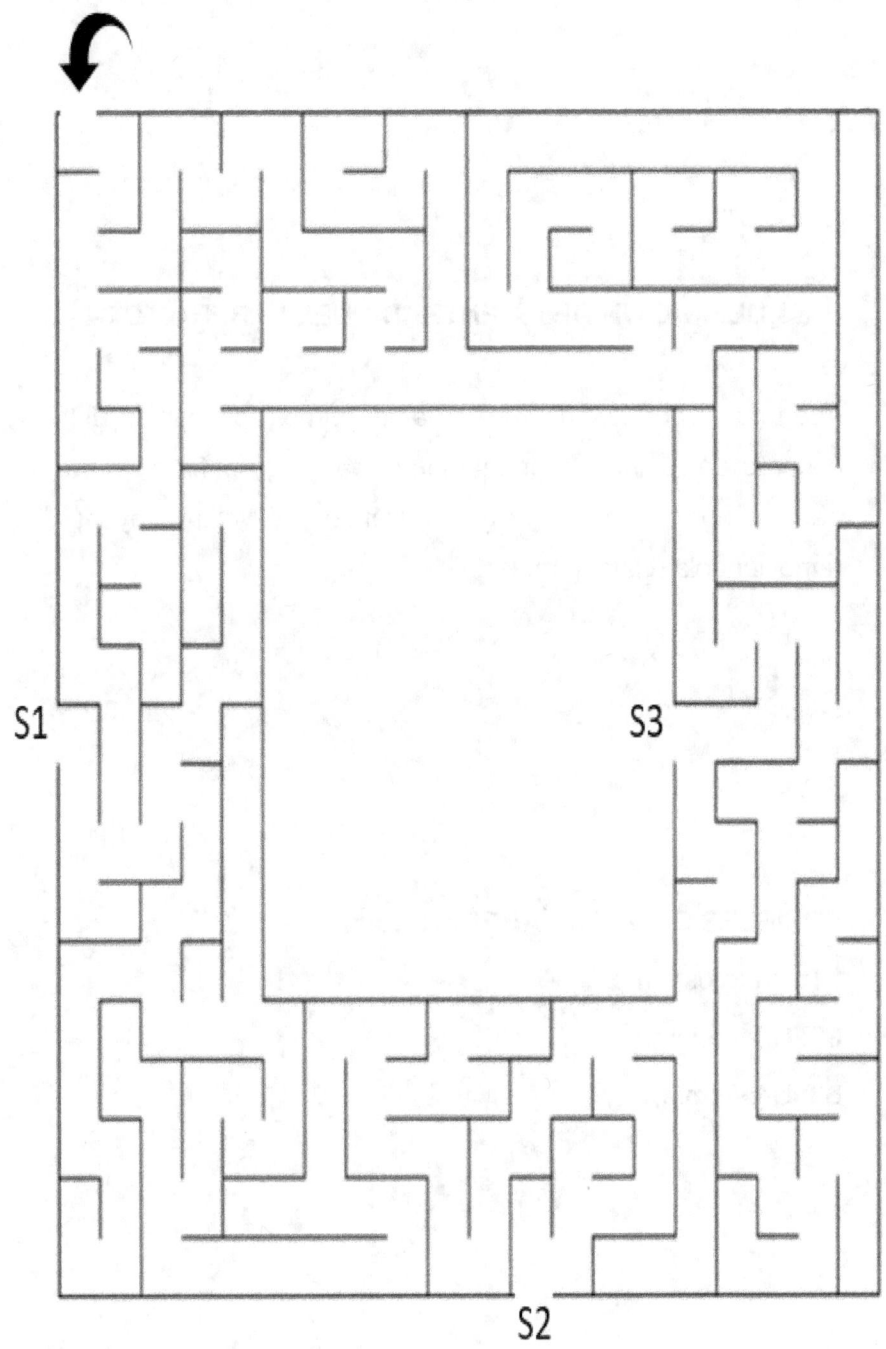

DEFINICIÓN DE LA ENTRADA DEL LABERINTO 34

Apertura quirúrgica del uréter a la pared abdominal. Esta se encarga de redirigir la orina lejos de la vejiga enferma o que no trabaja normal; y se logra evitando la vejiga (bypass) o removiéndola (cistectomía).

POSIBLES SALIDAS LABERÍNTICAS

S1: Ureterostomía.

S2: Uretrostomía.

S3: Urostomía.

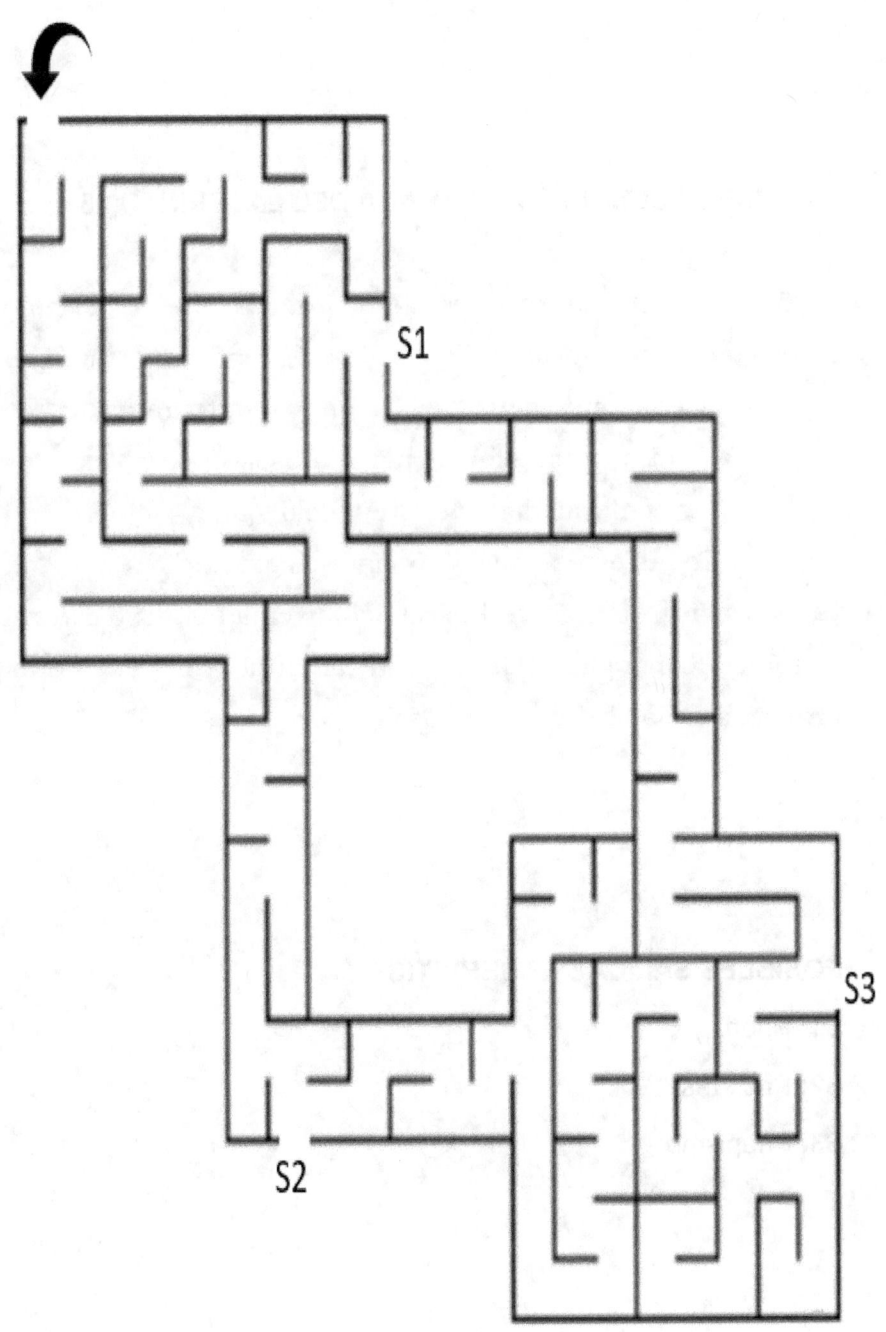

DEFINICIÓN DE LA ENTRADA DEL LABERINTO 35

Partícula infecciosa de naturaleza proteica. Es un término empleado para designar a los patógenos que inducen algunas alteraciones neurológicas en los vertebrados, como la encefalopatía espongiforme bovina (bse), el *scrapie* de las ovejas o la enfermedad de creutzfeldt-jakob (cjd) en el hombre. Todas estas encefalopatías se caracterizan por una vacuolización de la materia gris del sistema nervioso central (carácter espongiforme), por la acumulación de fibras proteicas en las células nerviosas y por ser transmisibles.

POSIBLES SALIDAS LABERÍNTICAS

S1: Prión.

S2: Prick-test.

S3: Priapismo.

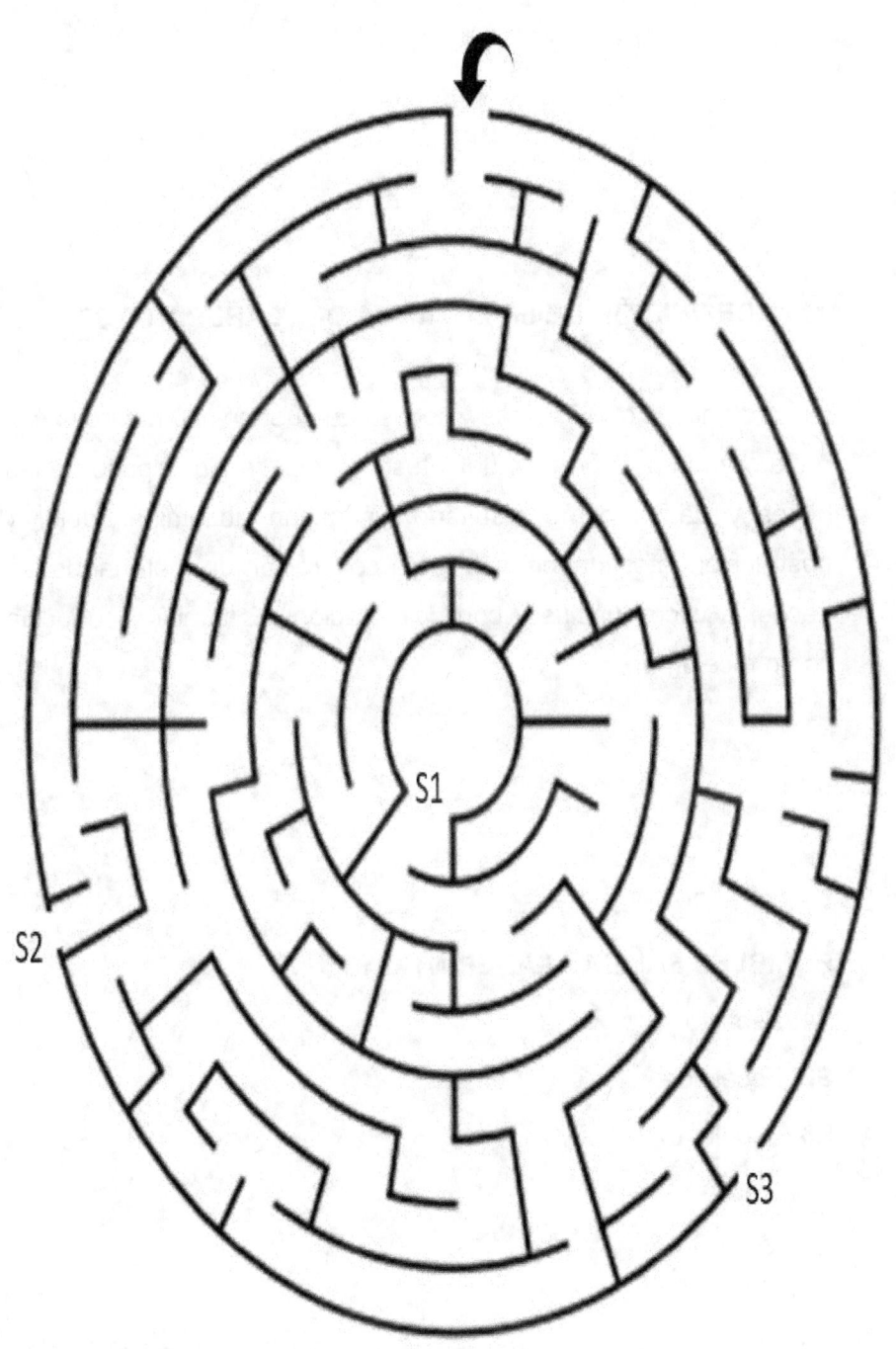

DEFINICIÓN DE LA ENTRADA DEL LABERINTO 36

Masa de heces endurecidas y secas que pueden acumularse en el recto o en la porción final del intestino, impidiendo el paso de las heces y dando como resultado hinchazón abdominal, dolor y obstrucción intestinal crónica. Esta concreción de material de las heces, a veces (incluso) con calcificación, es también conocida como fecaloma.

POSIBLES SALIDAS LABERÍNTICAS

S1: Fecalito.

S2: Fecaloide.

S3: Feculento.

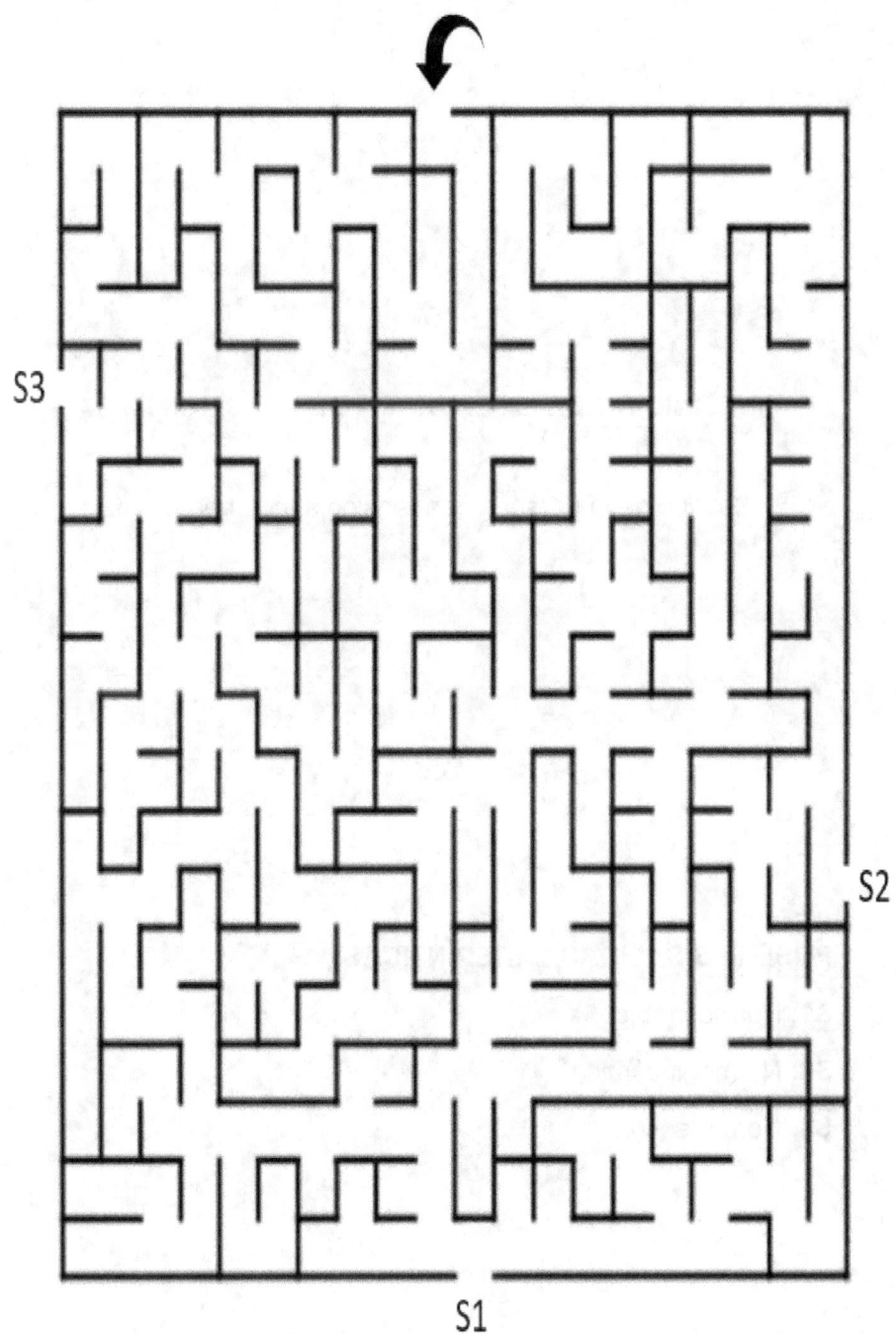

DEFINICIÓN DE LA ENTRADA DEL LABERINTO 37

Se dice de la persona con tensión sanguínea normal.

POSIBLES SALIDAS LABERÍNTICAS

S1: Normocrómico.

S2: Normoglucémico.

S3: Normotenso.

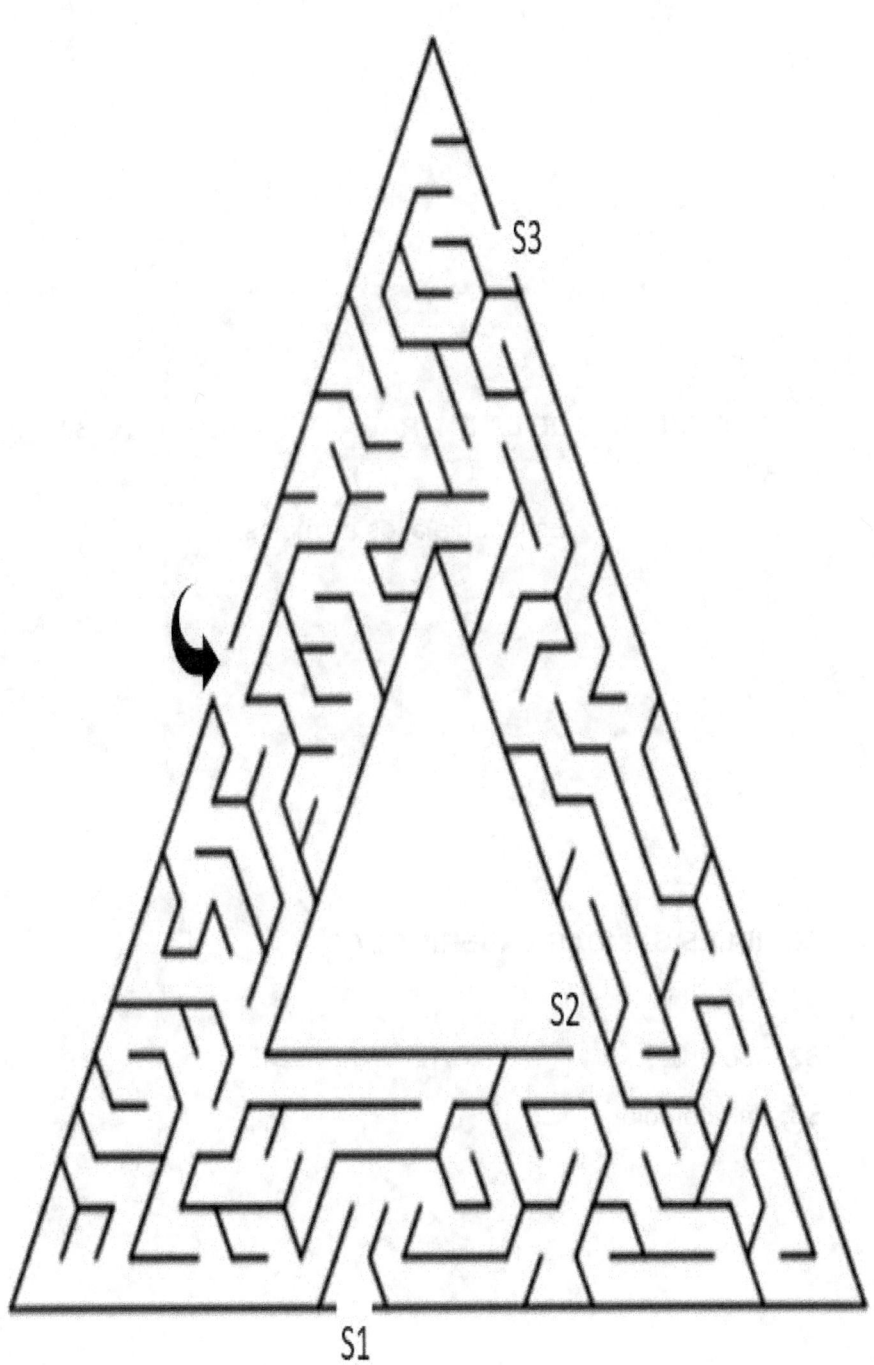

DEFINICIÓN DE LA ENTRADA DEL LABERINTO 38

Es la fobia a los animales.

POSIBLES SALIDAS LABERÍNTICAS

S1: Cinofobia.

S2: Zoofobia.

S3: Tanatofobia.

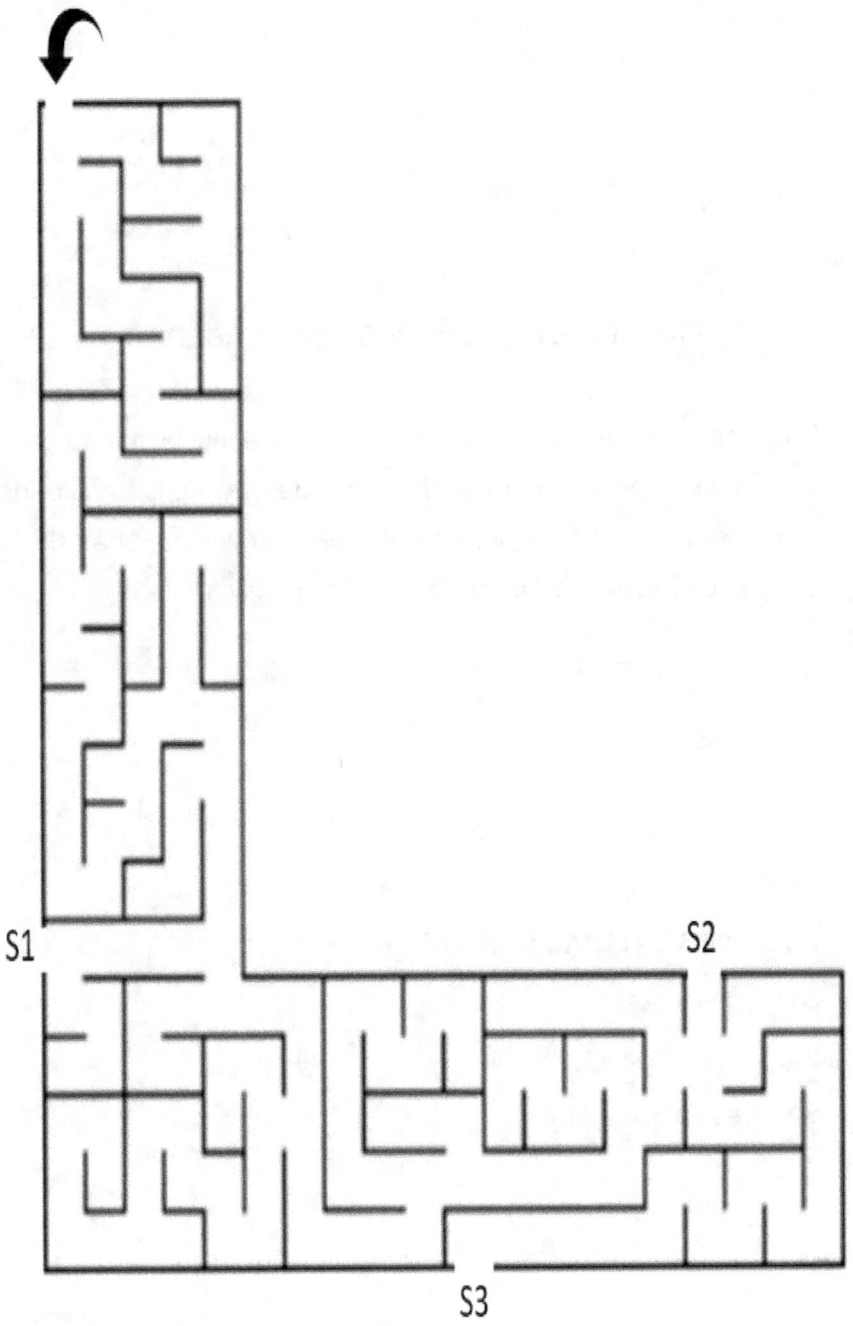

DEFINICIÓN DE LA ENTRADA DEL LABERINTO 39

Descenso del umbral de audición a extremos inusualmente bajos. Se emplea este término también para describir una sensibilidad dolorosa a los sonidos, pero no hay necesariamente una relación entre el umbral de audición y la sensación álgica.

POSIBLES SALIDAS LABERÍNTICAS

S1: Hipoacusia.

S2: Hiperacusia.

S3: Presbiacusia.

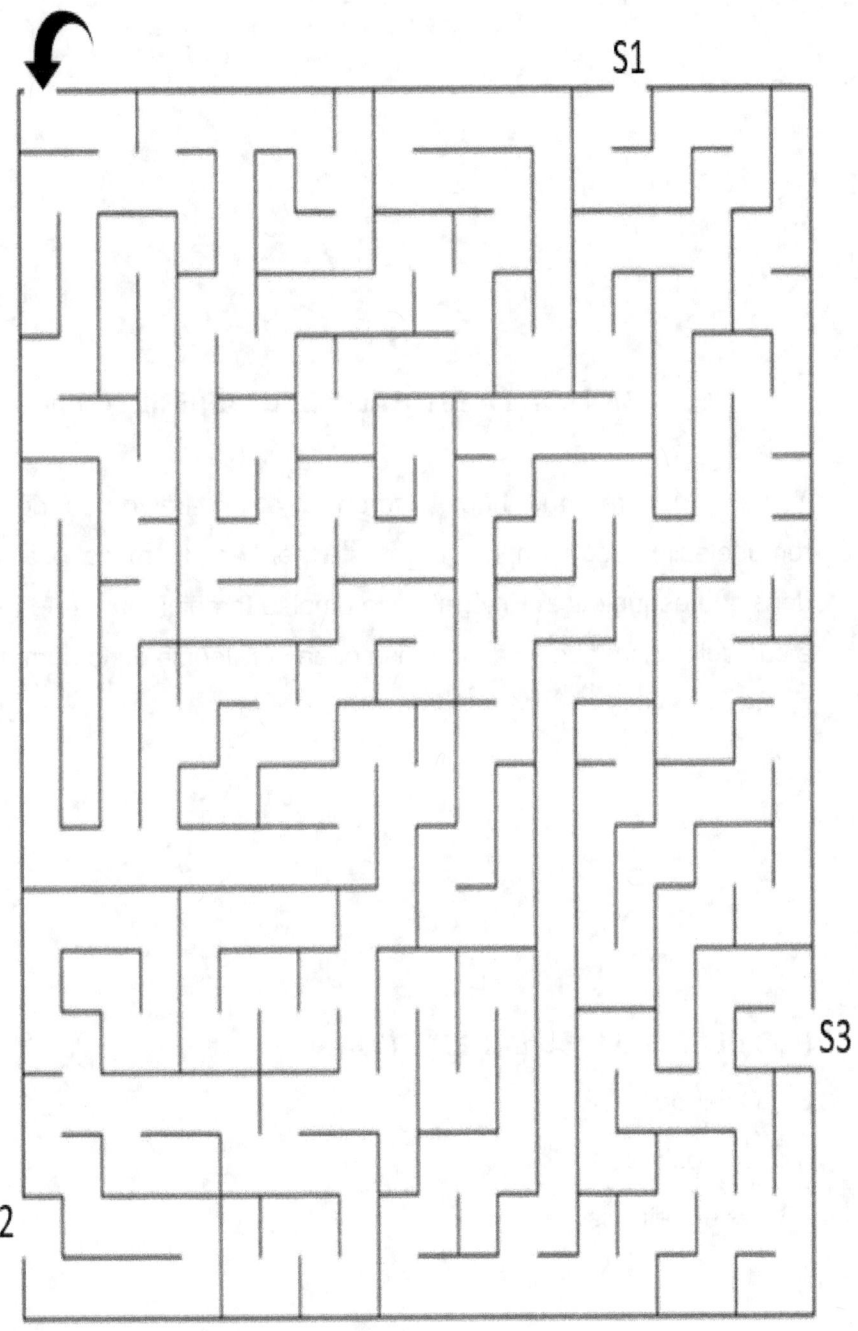

DEFINICIÓN DE LA ENTRADA DEL LABERINTO 40

Término general que hace referencia a los trastornos de la remodelación ósea en la que existe pérdida de masa ósea o densidad esquelética. El término se emplea también para referirse a cualquier disminución de la masa ósea por debajo de lo normal.

POSIBLES SALIDAS LABERÍNTICAS

S1: Osteopenia.

S2: Osteosíntesis.

S3: Osteopetrosis.

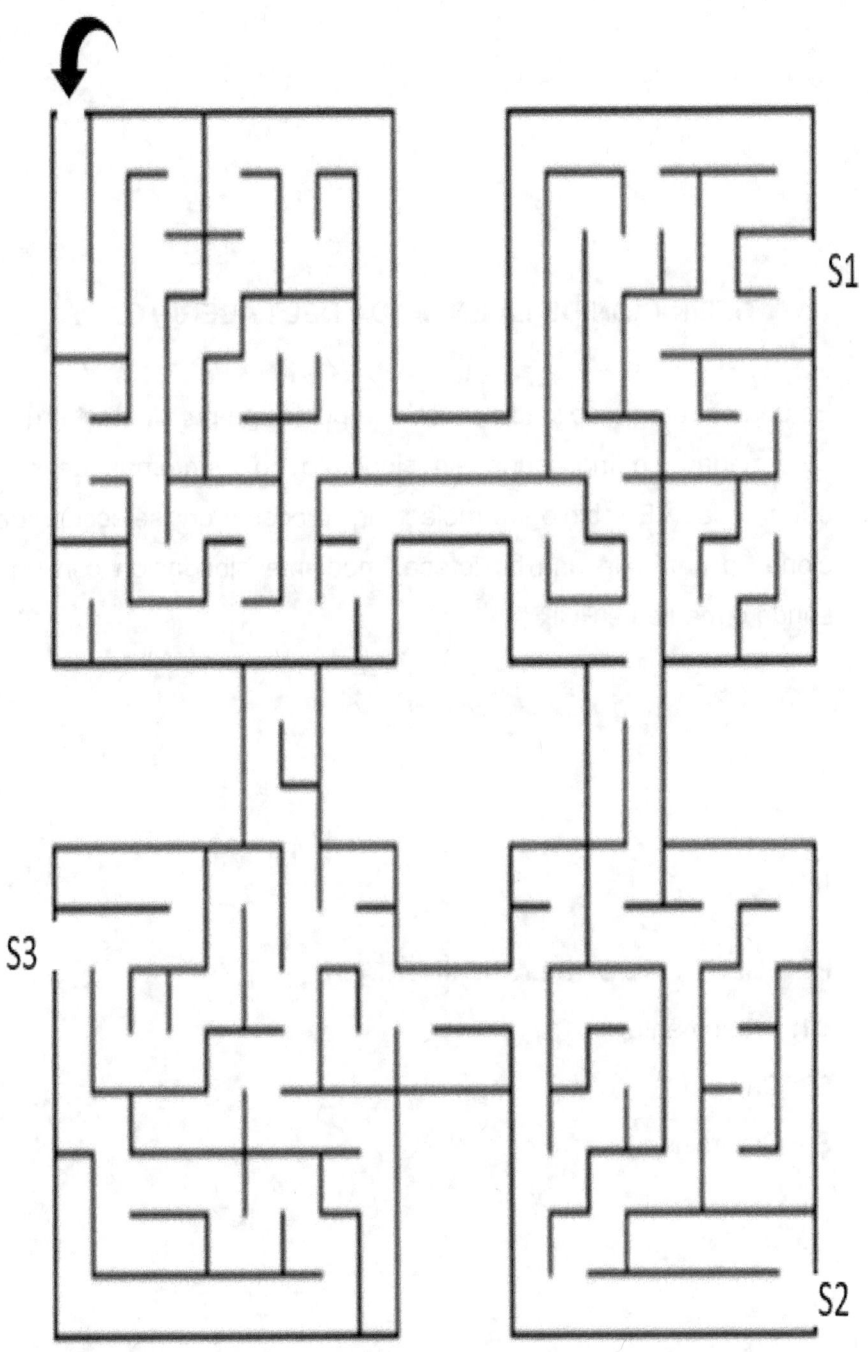

DEFINICIÓN DE LA ENTRADA DEL LABERINTO 41

Es una estrategia aplicada sobre una población para detectar una enfermedad en individuos sin signos o con síntomas de esa enfermedad. En biología molecular, proceso de selección de clones a partir de una biblioteca, mediante hibridación con una sonda o mediante PCR.

POSIBLES SALIDAS LABERÍNTICAS

S1: Cresomanía.

S2: Cribado.

S3: Craurosis.

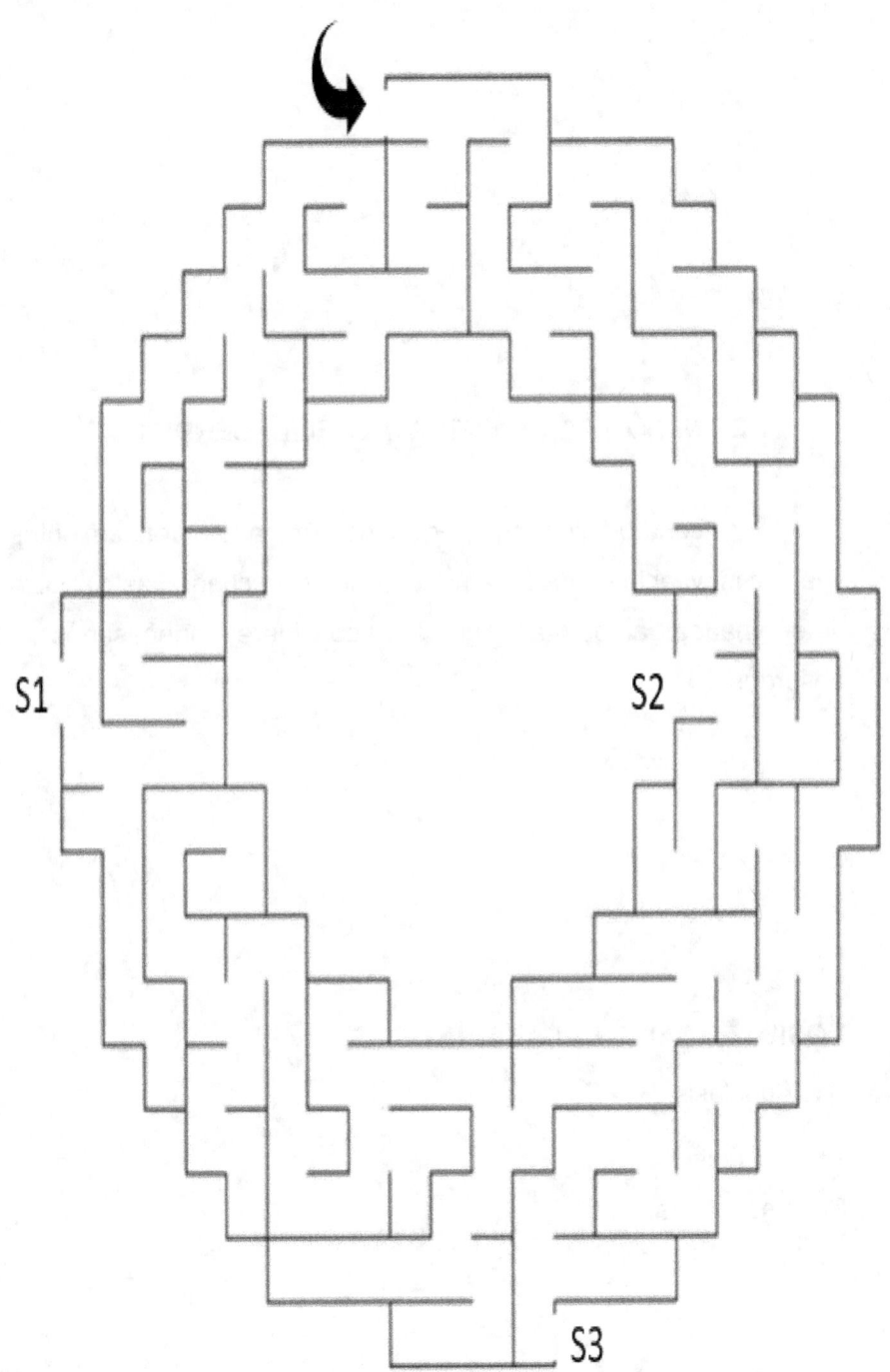

DEFINICIÓN DE LA ENTRADA DEL LABERINTO 42

Estado psicopatológico en el que determinados pensamientos vuelven inevitable y repetitivamente al sujeto, o cuando este realiza determinados actos, aunque los considere innecesarios o absurdos.

POSIBLES SALIDAS LABERÍNTICAS

S1: Anaclasis.

S2: Anaplasia.

S3: Anancastia.

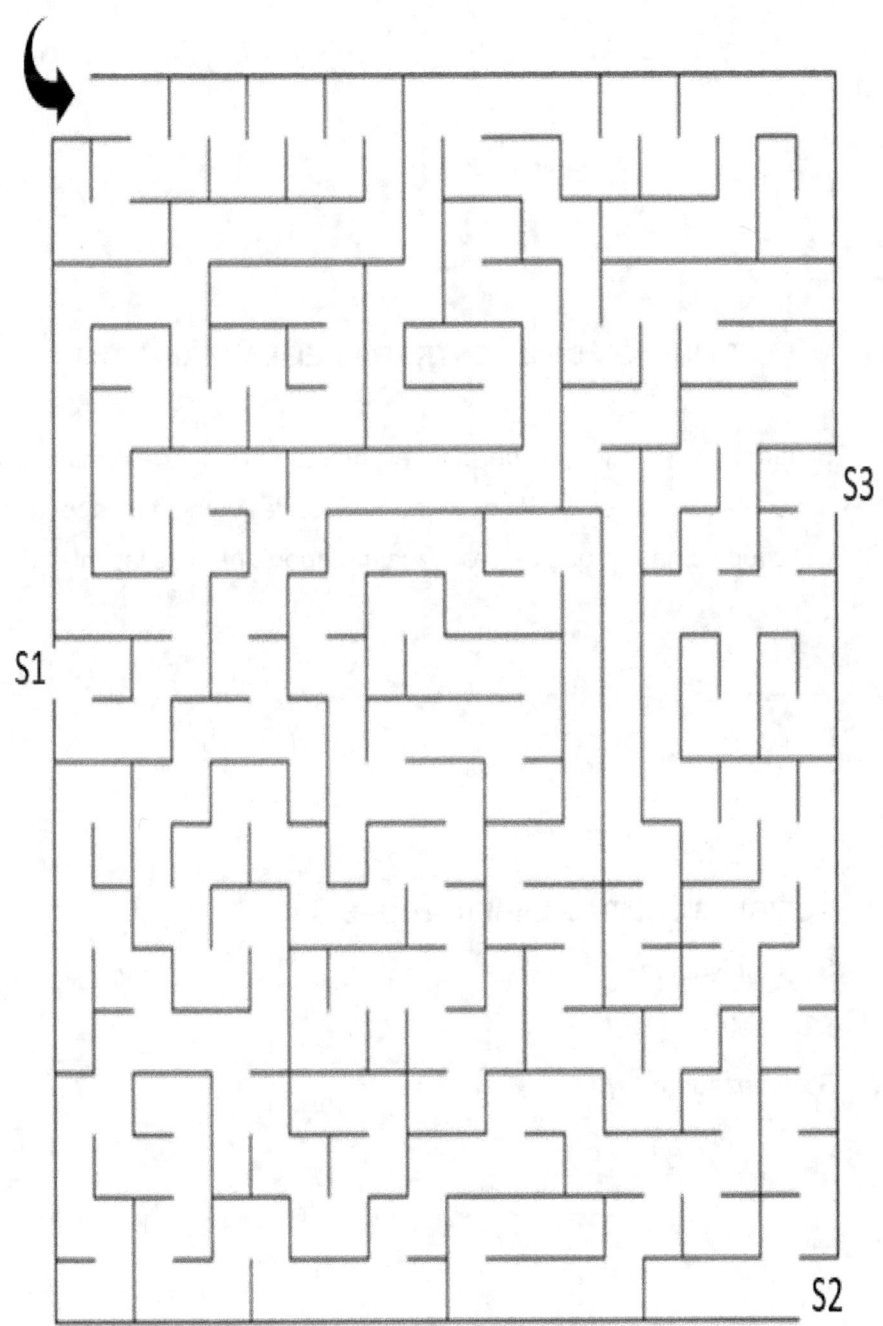

DEFINICIÓN DE LA ENTRADA DEL LABERINTO 43

Sistema molecular que permite el intercambio de determinadas moléculas (como el NADH o los grupos acetilo) entre la mitocondria y el citoplasma, sin que se produzca transporte neto de las mismas.

POSIBLES SALIDAS LABERÍNTICAS

S1: Lamivudina.

S2: Laetrile.

S3: Lanzadera.

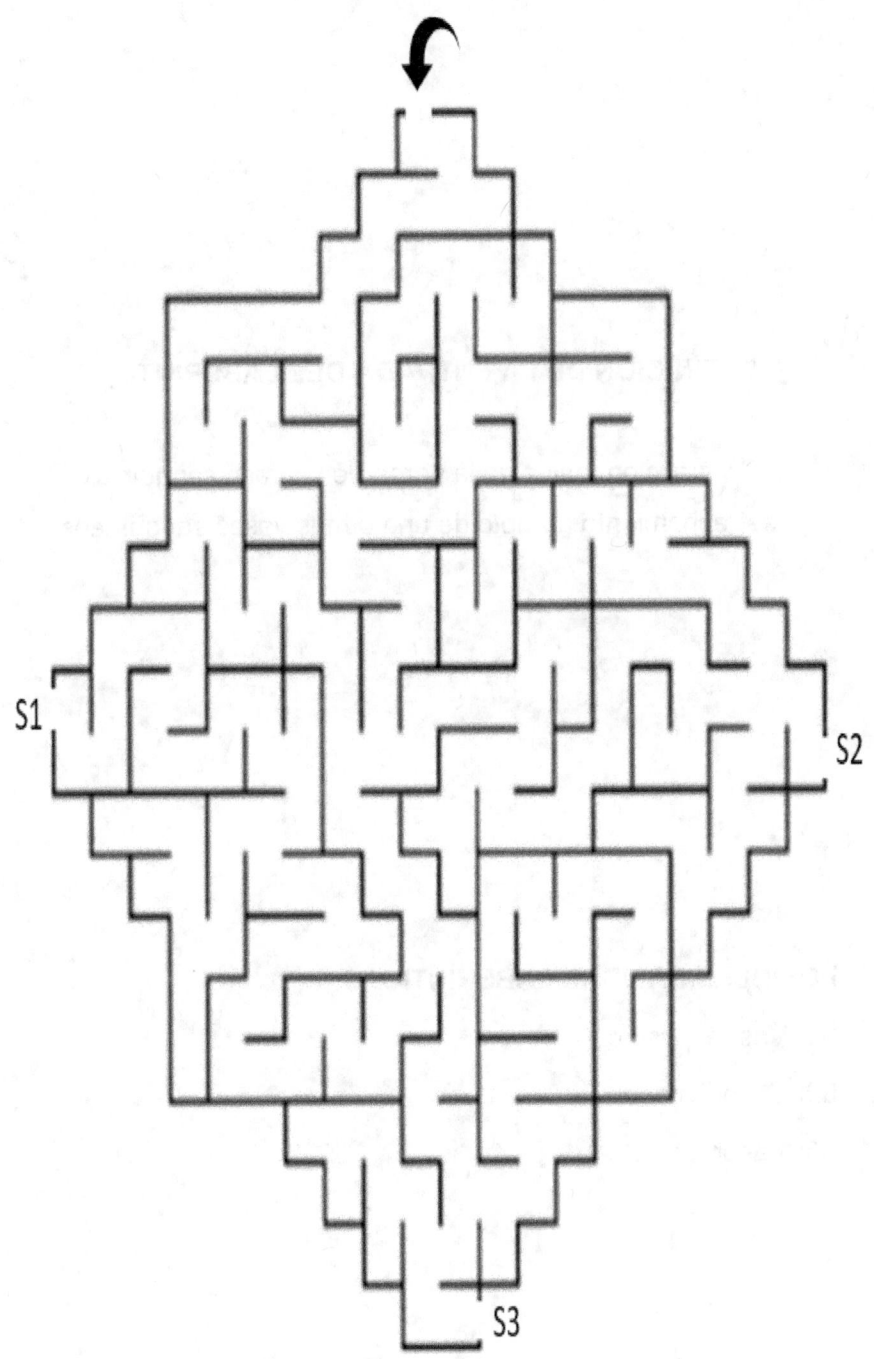

DEFINICIÓN DE LA ENTRADA DEL LABERINTO 44

Contracción tónica de la pared de un vaso sanguíneo;
estrechamiento abrupto de uno o más vasos sanguíneos

POSIBLES SALIDAS LABERÍNTICAS

S1: Vasoespasmo.

S2: Vasodilatador.

S3: Vasopresor.

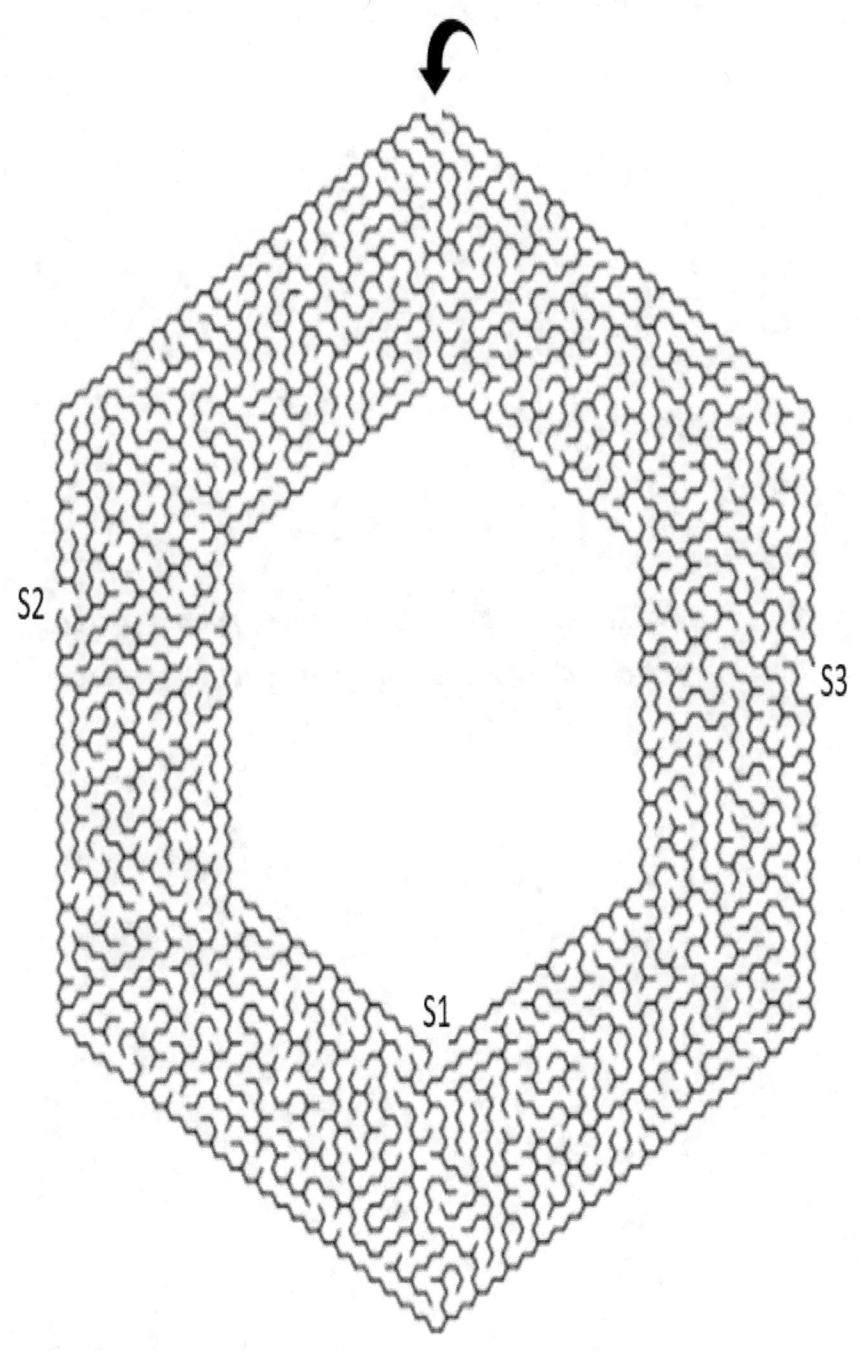

No entiendes realmente algo a menos que seas capaz de explicárselo a tu abuela.

Albert Einstein

LABERINTOS

DE COMPLEJIDAD

GRADO III

DEFINICIÓN DE LA ENTRADA DEL LABERINTO 45

Técnica de impregnación argéntica en dos tiempos, que sirve para detectar las fibras de reticulina en una preparación histológica. Estas fibras quedan ennegrecidas debido a su argirofilia (capacidad de captación de los cationes de plata).

POSIBLES SALIDAS LABERÍNTICAS

S1: Gamut.

S2: Gomori.

S3: Gargolismo.

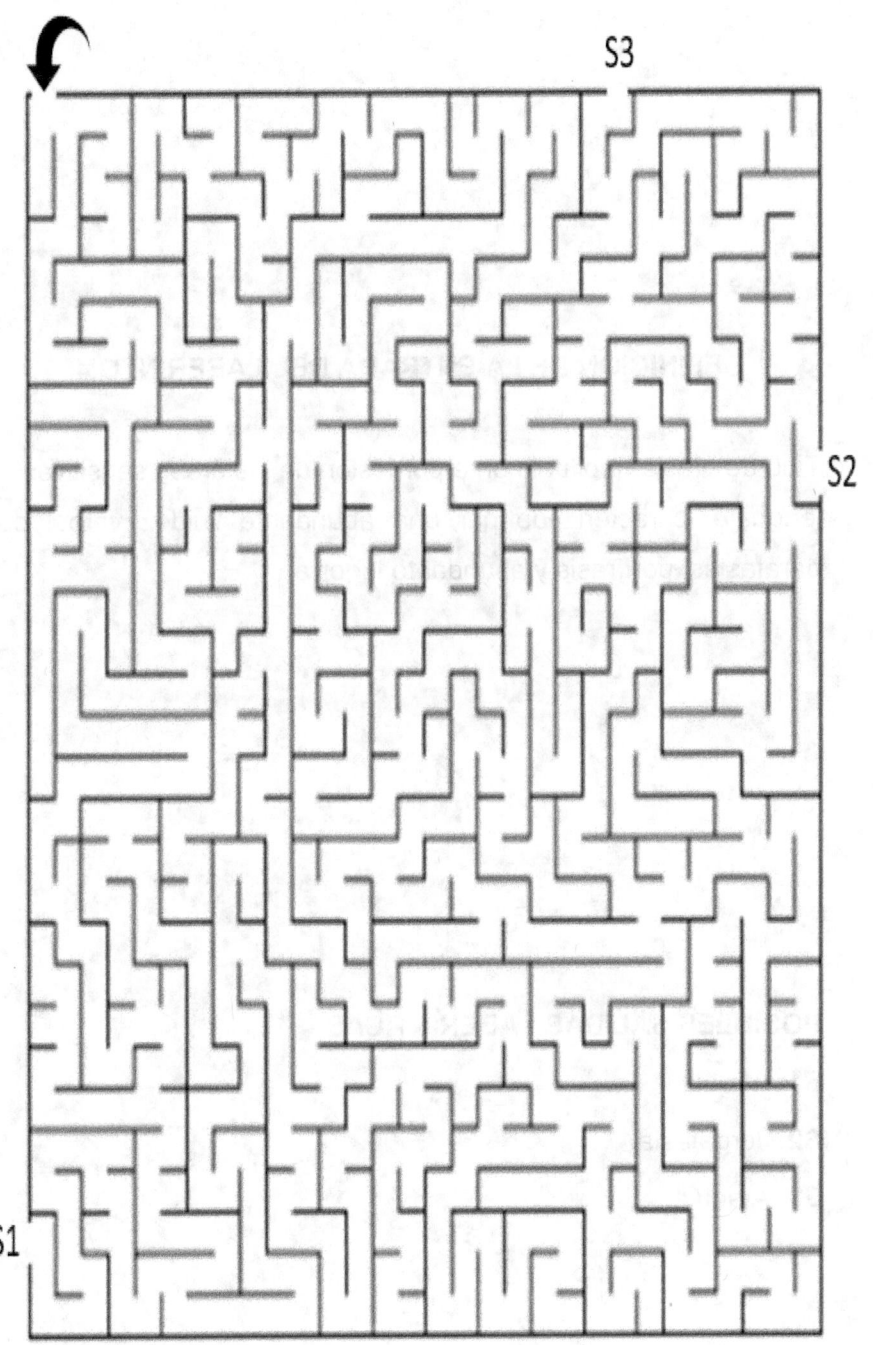

DEFINICIÓN DE LA ENTRADA DEL LABERINTO 46

Tipo de afasia habitualmente por lesión de las áreas sensitivas de lenguaje, caracterizado por una abundante fluidez verbal con parafasias, perífrasis y abundante logorrea.

POSIBLES SALIDAS LABERÍNTICAS

S1: Afrasia.

S2: Jergafasia.

S3: Afaquia.

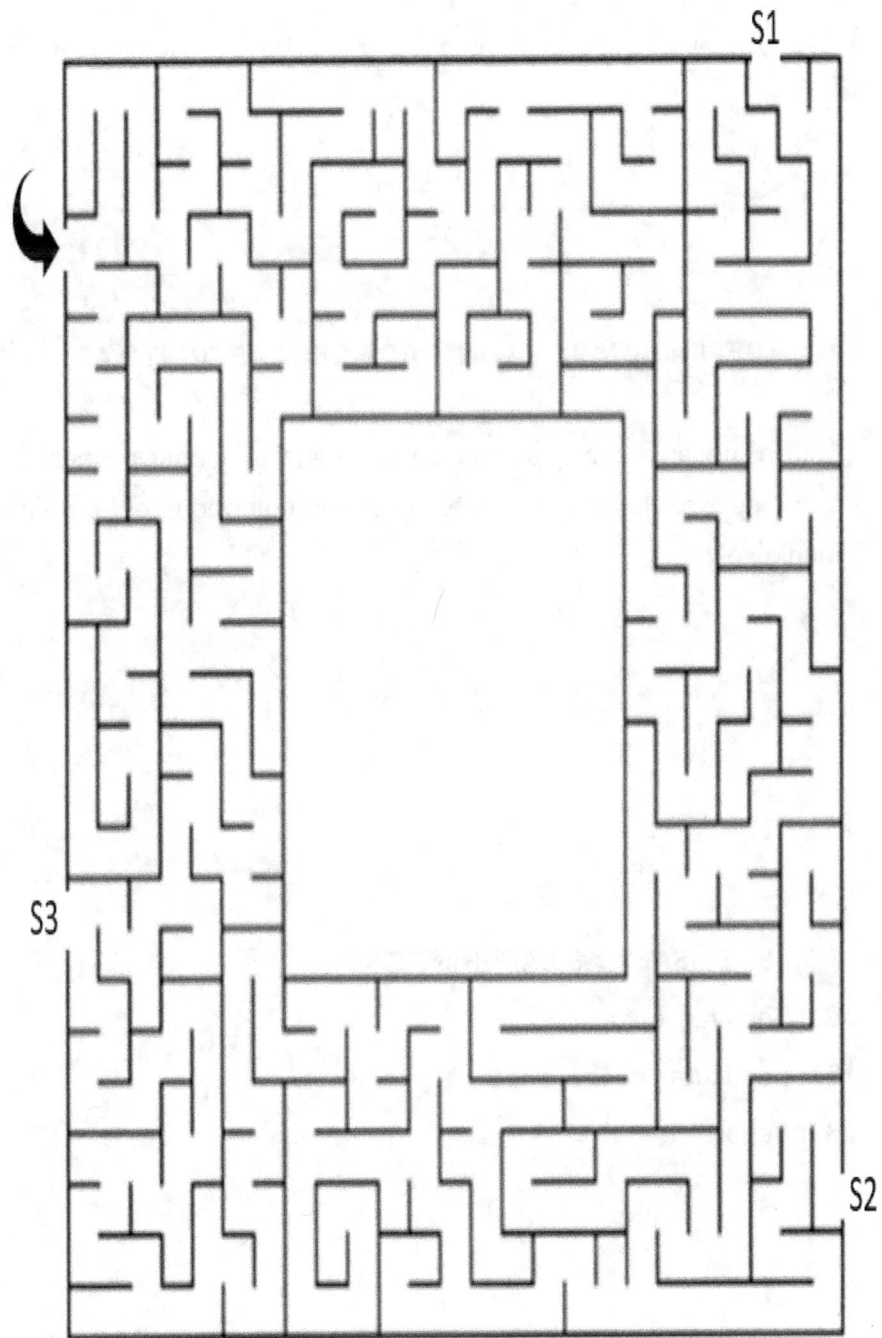

DEFINICIÓN DE LA ENTRADA DEL LABERINTO 47

Asfixia mecánica en que produce la muerte al quedar privada de aire respirable la víctima que ha resultado enterrada dentro de un medio sólido.

POSIBLES SALIDAS LABERÍNTICAS

S1: Sepultamiento.

S2: Sepultura.

S3: Sepultar.

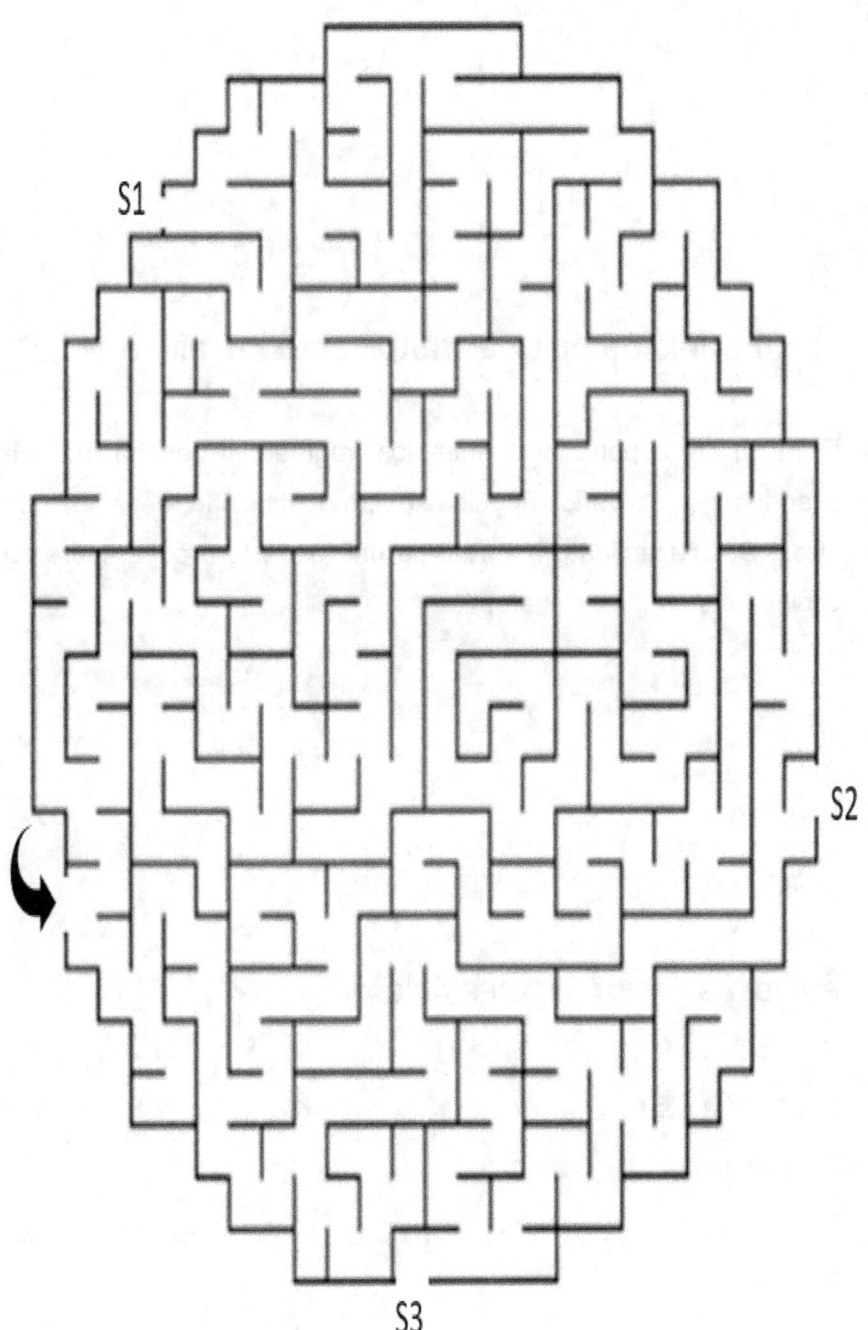

DEFINICIÓN DE LA ENTRADA DEL LABERINTO 48

Falta de correspondencia entre los fragmentos de una fractura cuando alguno o varios ángulos se han desplazado respecto a los otros. Desplazamiento anormal de una estructura ósea sobre su vecina en su relación anatómica.

POSIBLES SALIDAS LABERÍNTICAS

S1: Defluvio.

S2: Decolación.

S3: Decalaje.

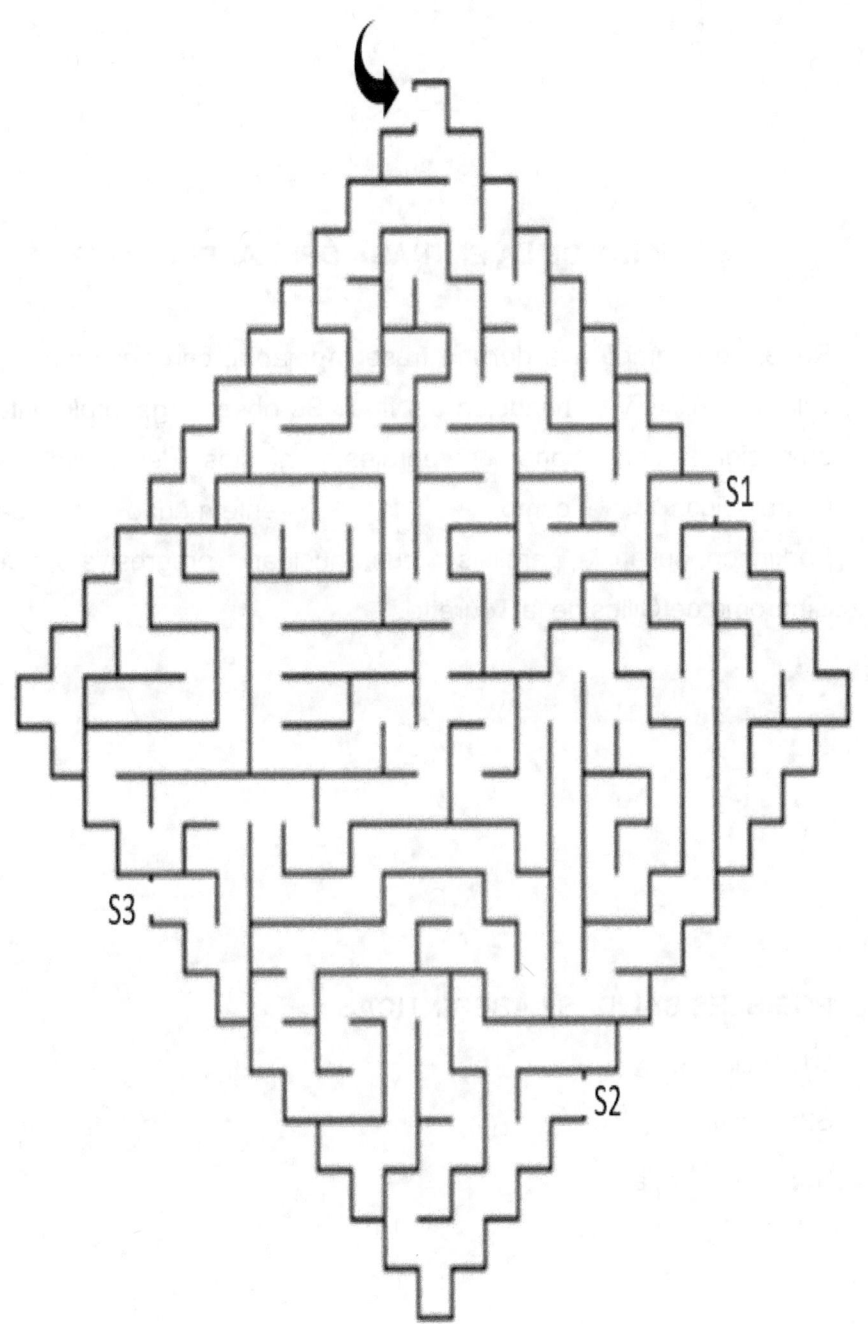

DEFINICIÓN DE LA ENTRADA DEL LABERINTO 49

Repetición compulsiva de una frase o palabra, con aumento del volumen inicial y disminución del final. Se observa generalmente en pacientes con lesiones cerebrales o afectos de trastornos neurológicos como la enfermedad de Parkinson, epilepsia, parálisis supranuclear progresiva o el Síndrome de Gilles de la Tourette.

POSIBLES SALIDAS LABERÍNTICAS

S1: Palinopsia.

S2: Palilalia.

S3: Palidotomía.

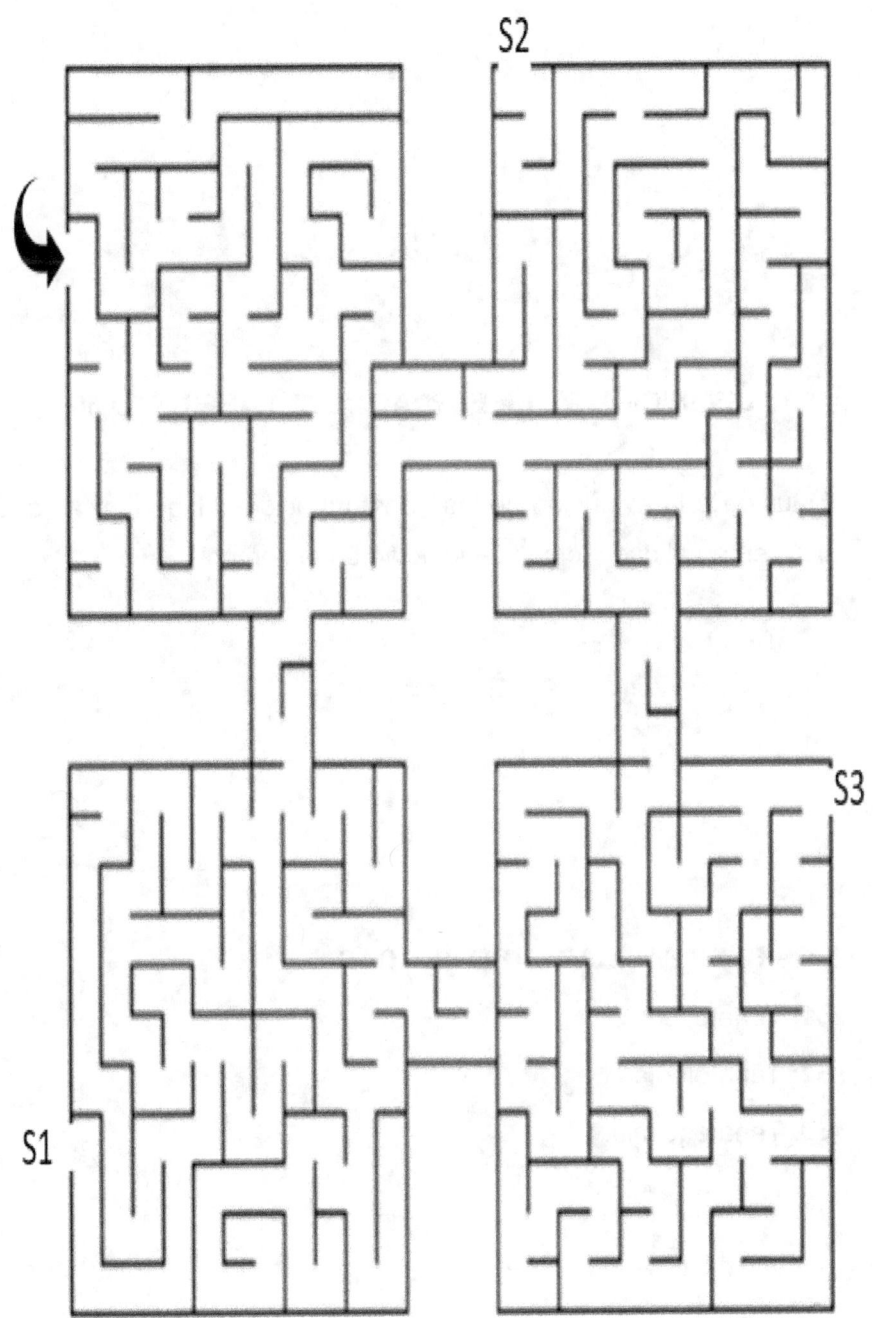

DEFINICIÓN DE LA ENTRADA DEL LABERINTO 50

Estudio de la evolución de las transformaciones bioquímicas que ocurren en el cadáver y su evolución en el tiempo.

POSIBLES SALIDAS LABERÍNTICAS

S1: Tanatopsia.

S2: Tanatología.

S3: Tanatoquimia.

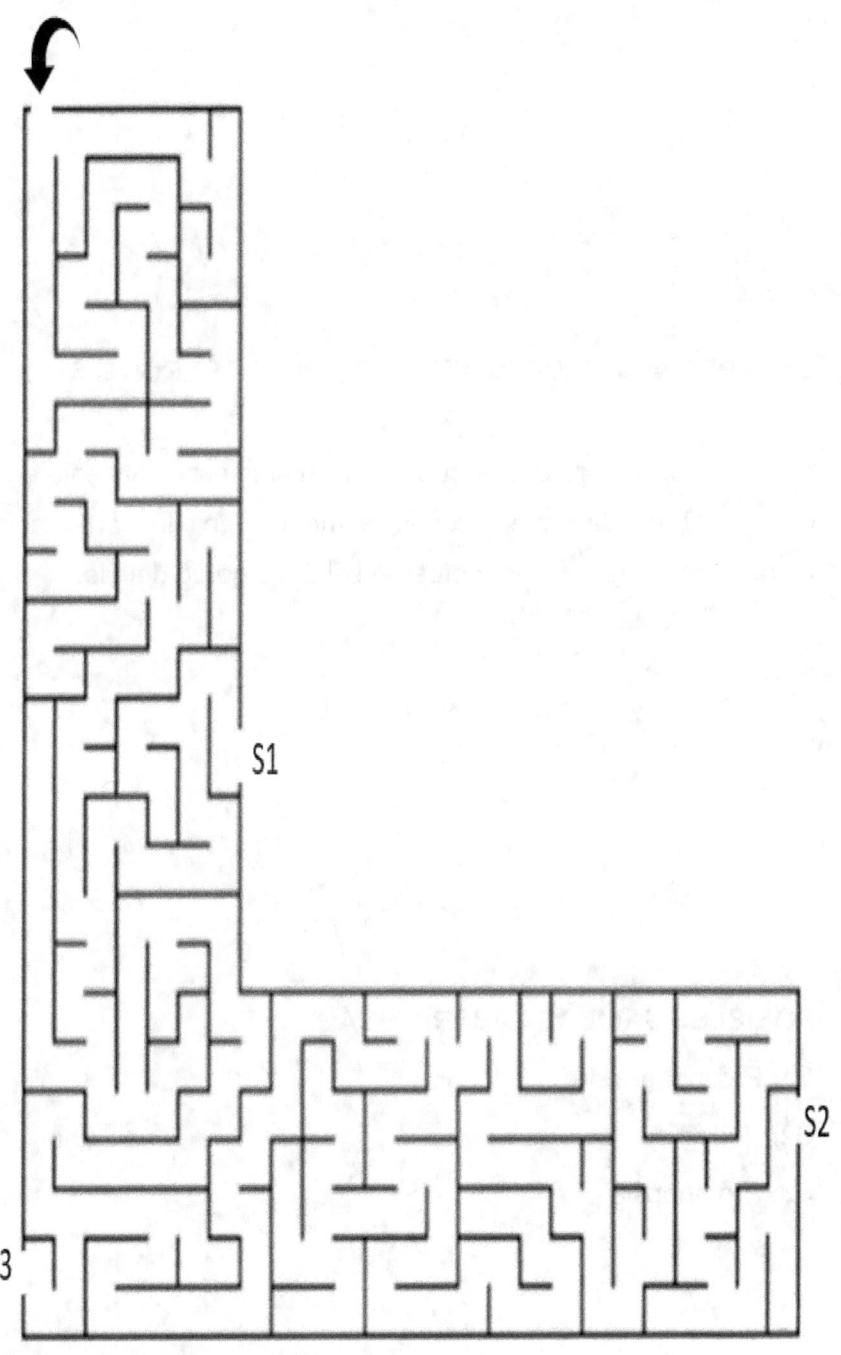

DEFINICIÓN DE LA ENTRADA DEL LABERINTO 51

Ataque agudo de gota, que suele presentarse especialmente en el dedo gordo del pie, específicamente en la articulación metatarsofalángica. Dolor gotoso en el dedo gordo del pie.

POSIBLES SALIDAS LABERÍNTICAS

S1: Prosopagnosia.

S2: Podagra.

S3: Protanopsia.

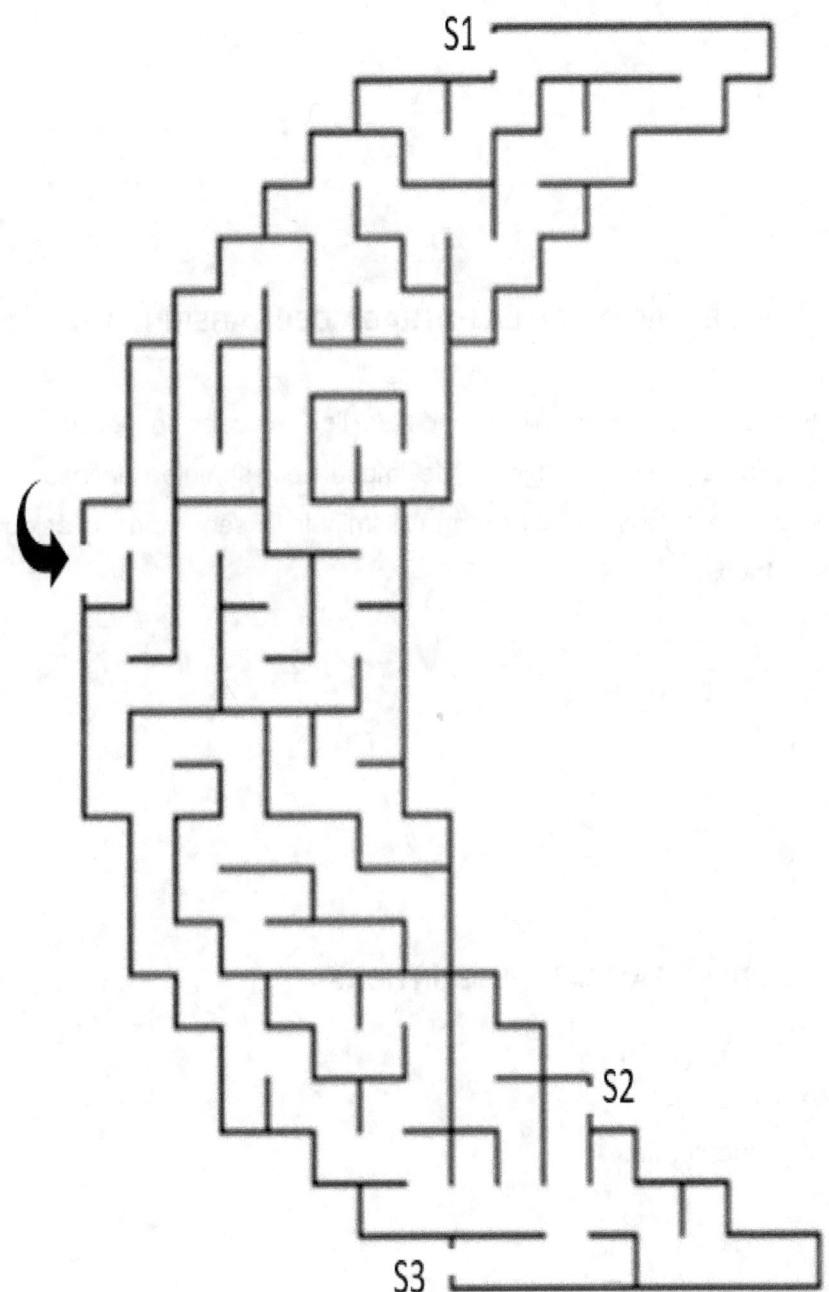

DEFINICIÓN DE LA ENTRADA DEL LABERINTO 52

Procedimiento quirúrgico donde se lleva a cabo la sección del nervio vago con el objetivo de impedir el estímulo nervioso por parte de éste y de esta forma disminuir la secreción de ácidos gástricos.

POSIBLES SALIDAS LABERÍNTICAS

S1: Vagotonía.

S2: Vagal.

S3: Vagotomía.

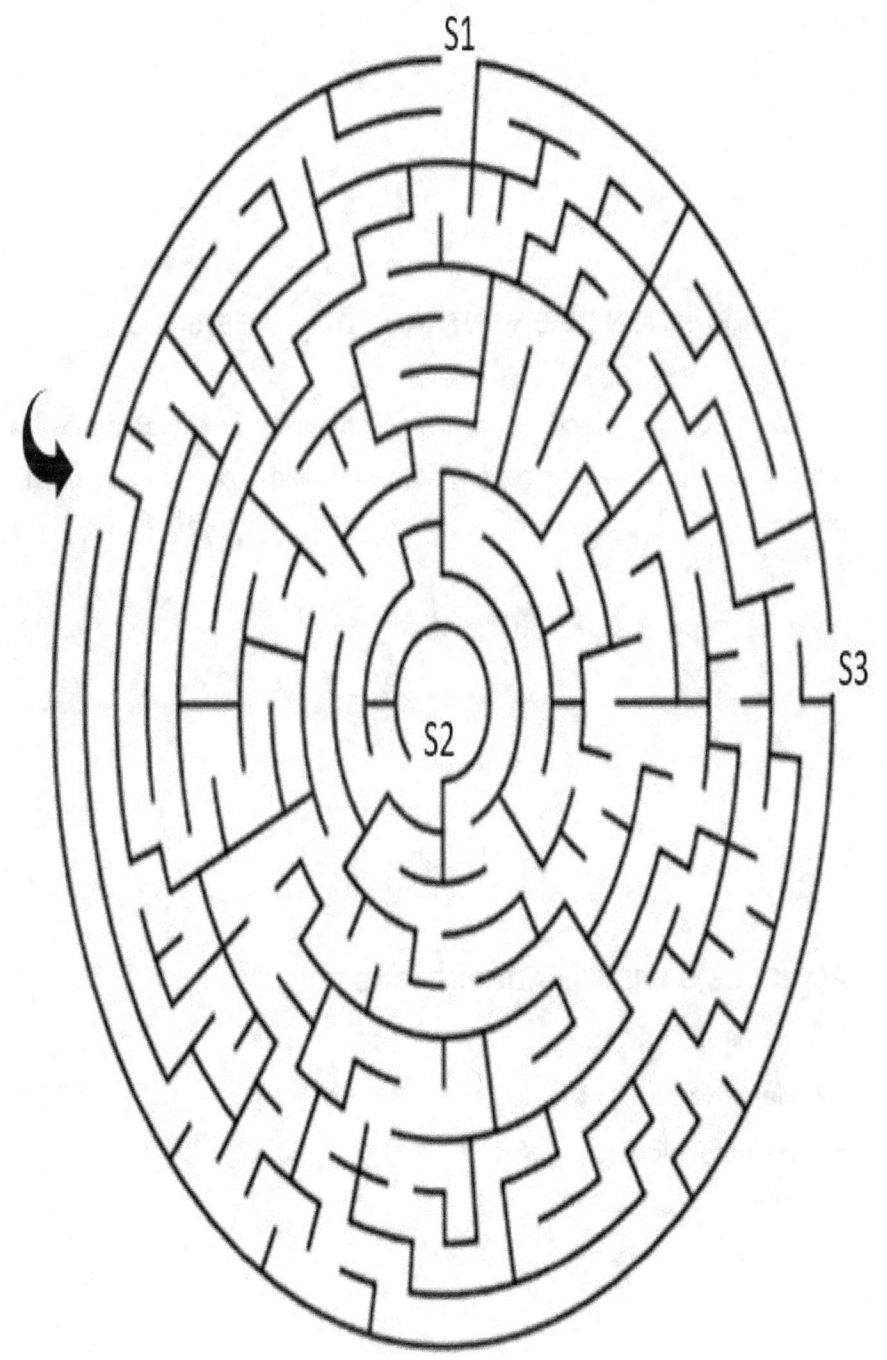

DEFINICIÓN DE LA ENTRADA DEL LABERINTO 53

Colección o acumulación de sangre menstrual en la vagina como consecuencia del cierre congénito de la misma o de la atresia de himen.

POSIBLES SALIDAS LABERÍNTICAS

S1: Hemaglutinación.

S2: Hamartoma.

S3: Hematocolpos.

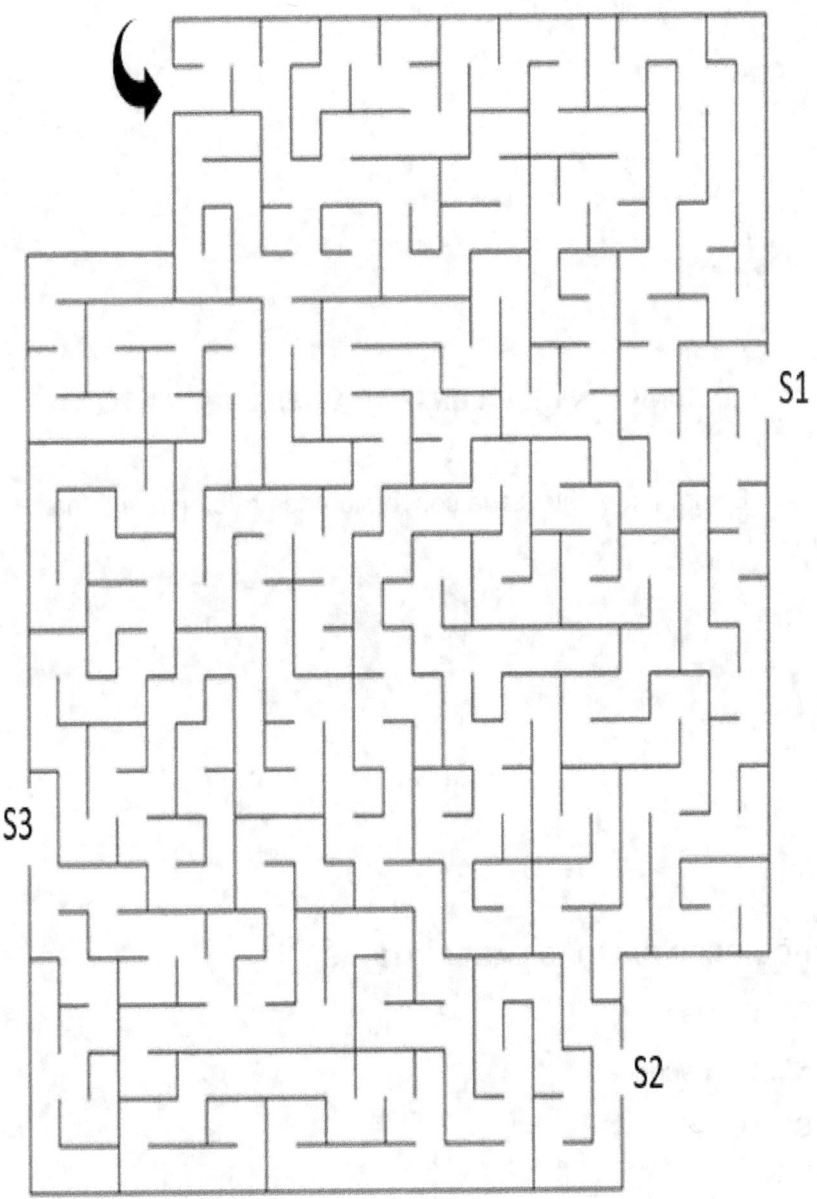

DEFINICIÓN DE LA ENTRADA DEL LABERINTO 54

Enzima que cataliza la conversión de urato en alantoína.

POSIBLES SALIDAS LABERÍNTICAS

S1: Uricasa.

S2: Uricosúrico.

S3: Uridina.

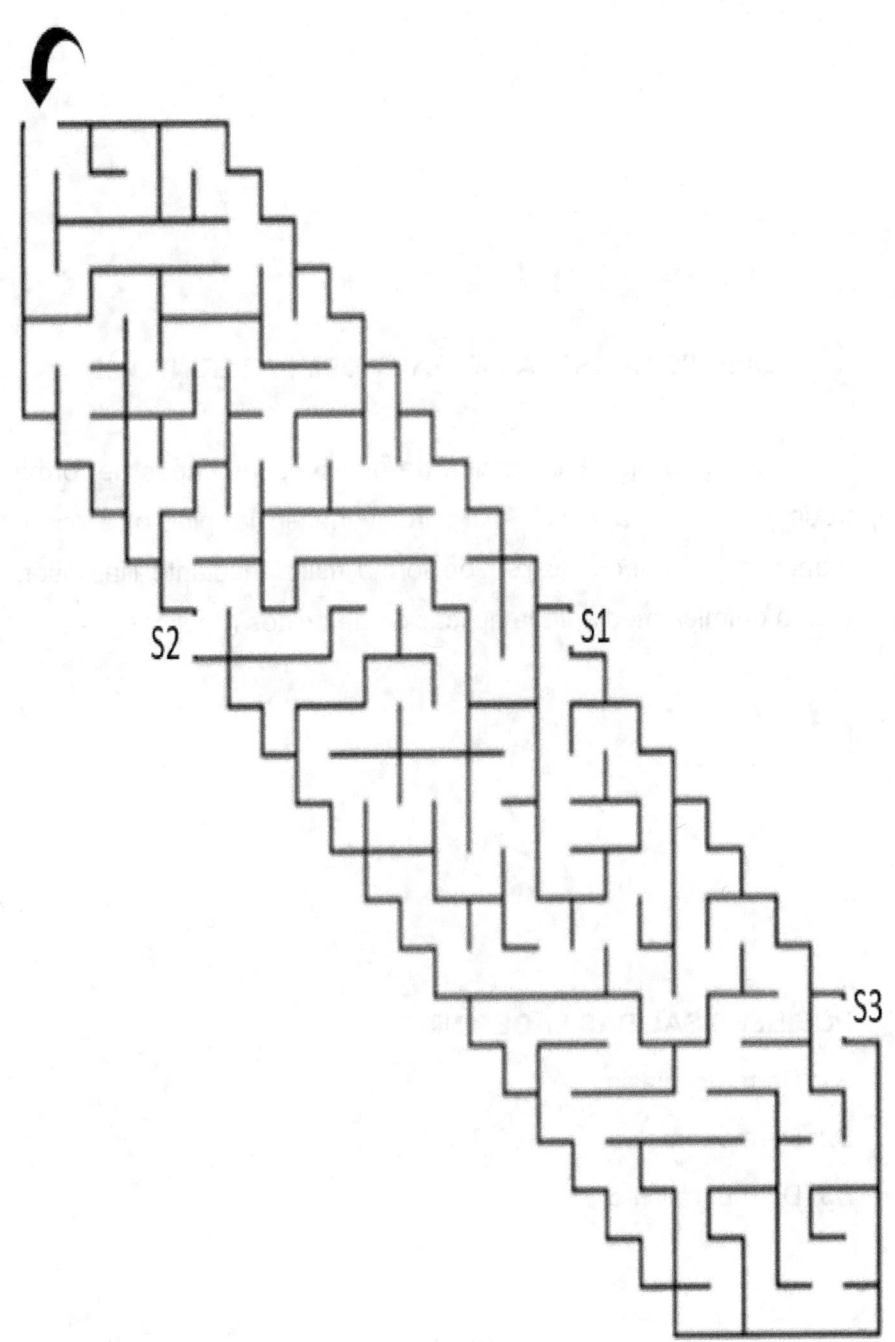

DEFINICIÓN DE LA ENTRADA DEL LABERINTO 55

Abrasión de la piel. Eliminación de una o varias capas de forma traumática o terapéutica para rejuvenecer la piel o eliminar manchas. Se puede realizar de forma física mediante lija, láser, etc., o química mediante la aplicación de ácidos *(peelings)*.

POSIBLES SALIDAS LABERÍNTICAS

S1: Dermatocalasia.

S2: Dermoabrasión.

S3: Dermografismo.

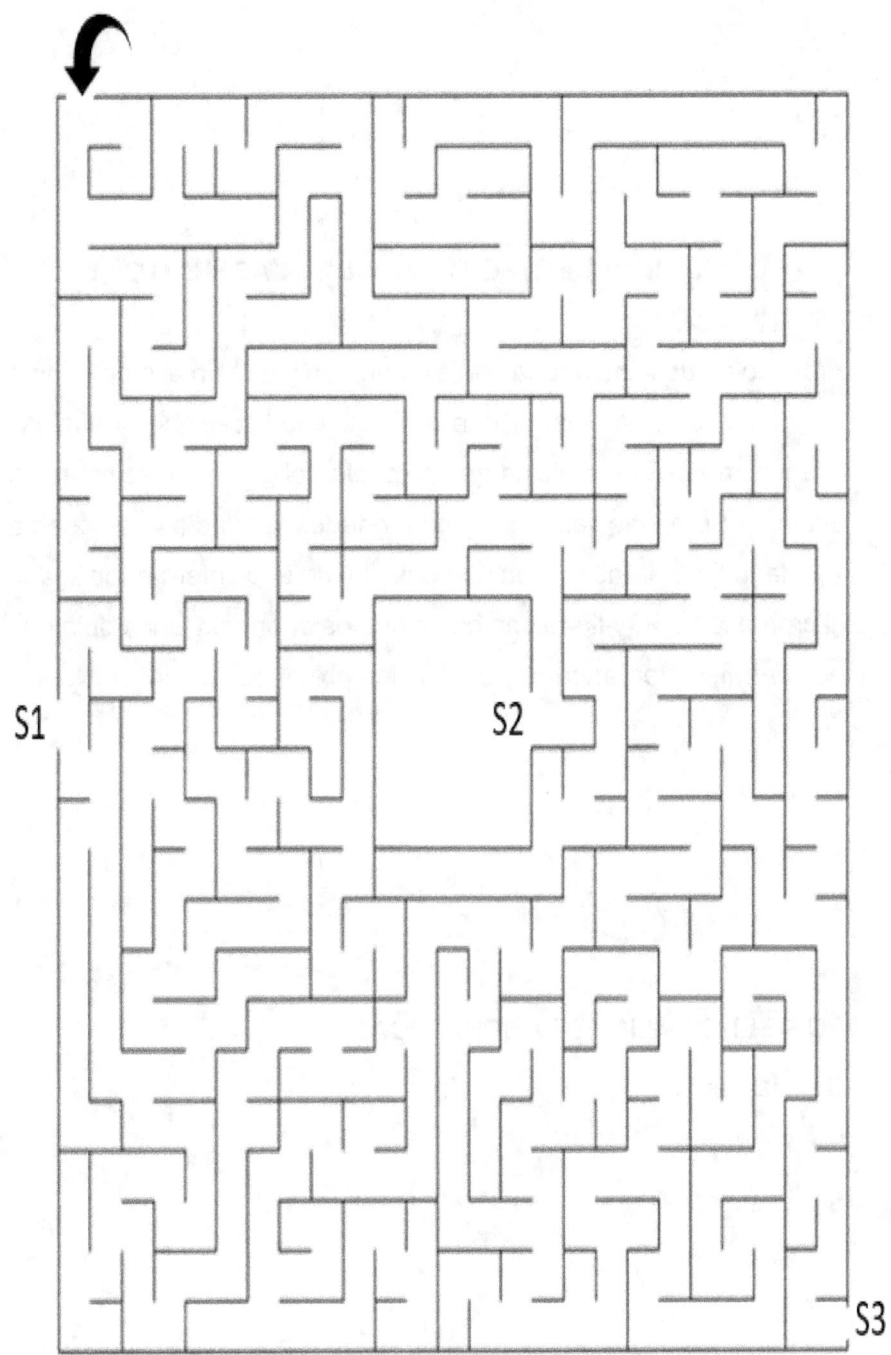

DEFINICIÓN DE LA ENTRADA DEL LABERINTO 56

Proceso de desactivar una copia de un gen u otro en el cromosoma X, y tiene lugar mediante una serie de modificaciones químicas esencialmente irreversibles en una copia del gen. Lo fascinante de esto es que en las llamadas enfermedades ligadas al cromosoma X, si la mujer hereda un gen responsable de una enfermedad ligada al cromosoma X, y tiene una copia que es anormal y una copia que es normal, el gen anormal es casi siempre el que es desactivado.

POSIBLES SALIDAS LABERÍNTICAS

S1: Lisinoprilo.

S2: Linoleato.

S3: Lionización.

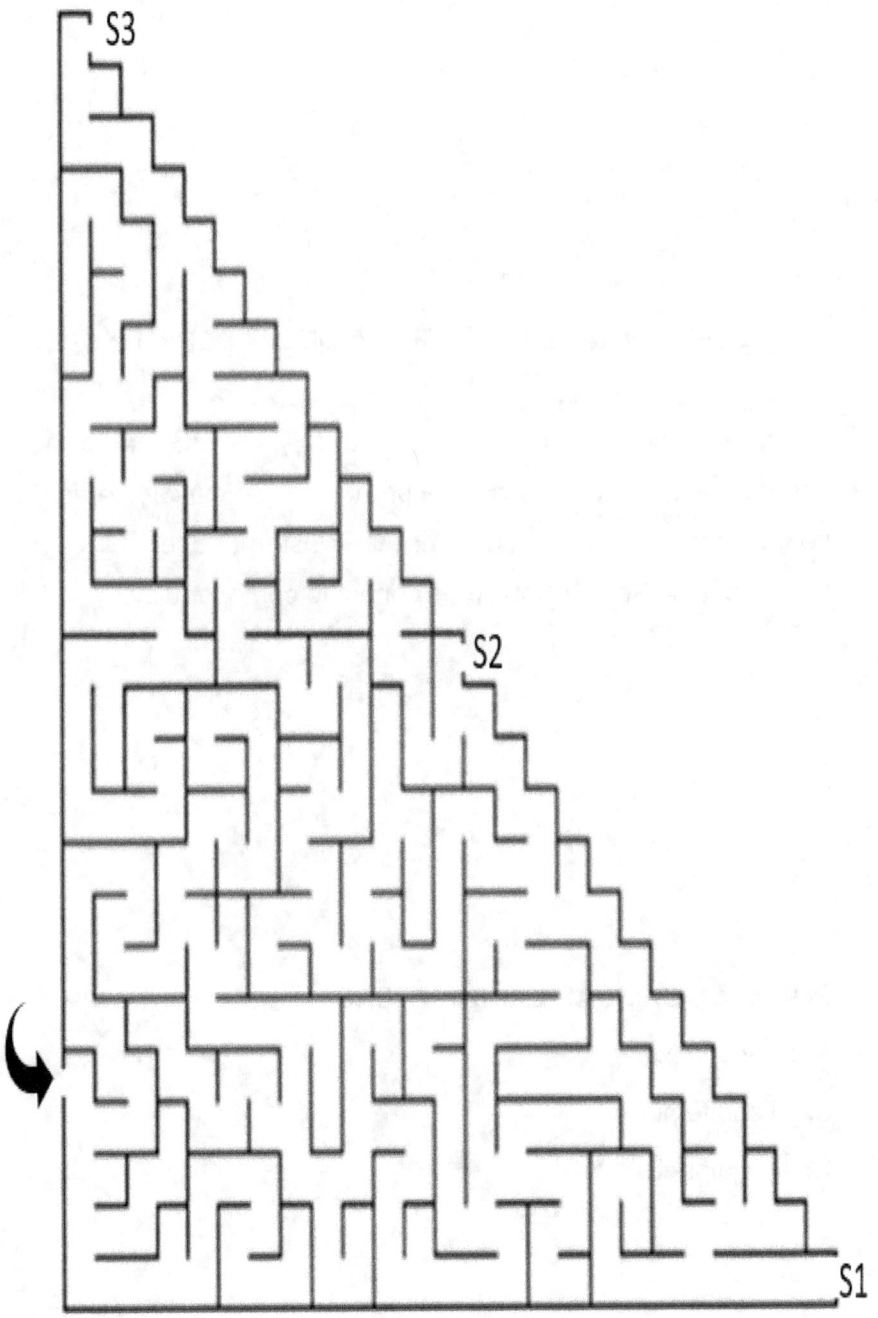

DEFINICIÓN DE LA ENTRADA DEL LABERINTO 57

Trastorno del habla caracterizado por una articulación desordenada y una velocidad de pronunciación muy acelerada. Se podría decir, entonces, que es un trastorno que combina el lenguaje y el habla. También es conocido como farfulleo.

POSIBLES SALIDAS LABERÍNTICAS

S1: Taquifilaxia.

S2: Taquifemia.

S3: Taquipnea.

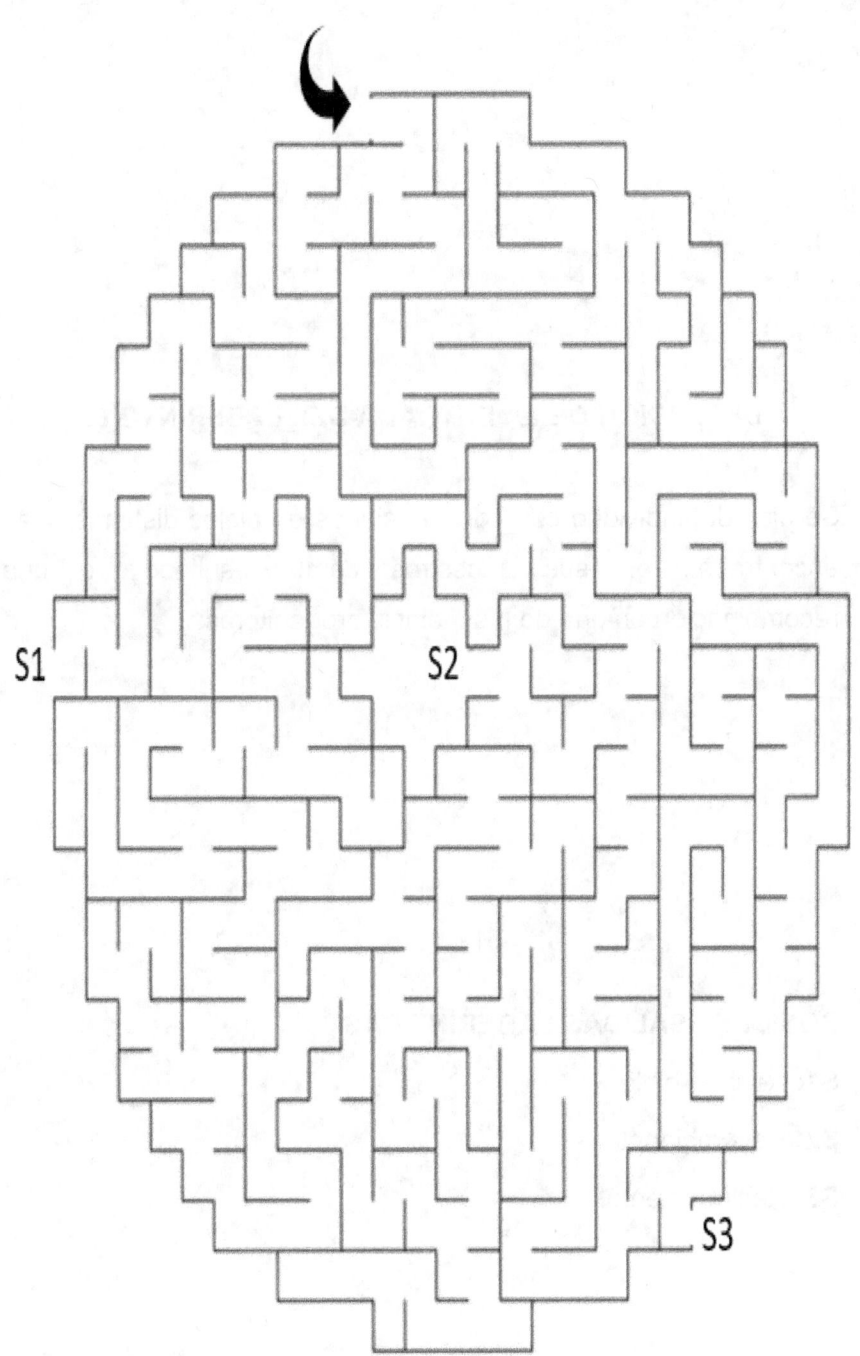

DEFINICIÓN DE LA ENTRADA DEL LABERINTO 58

Se dice del individuo con combinaciones de alelos distintas a las encontradas en sus ancestros como resultado de una recombinación en una de las meiosis progenitoras.

POSIBLES SALIDAS LABERÍNTICAS

S1: Reabsorbible.

S2: Recombinante.

S3: Reclutamiento.

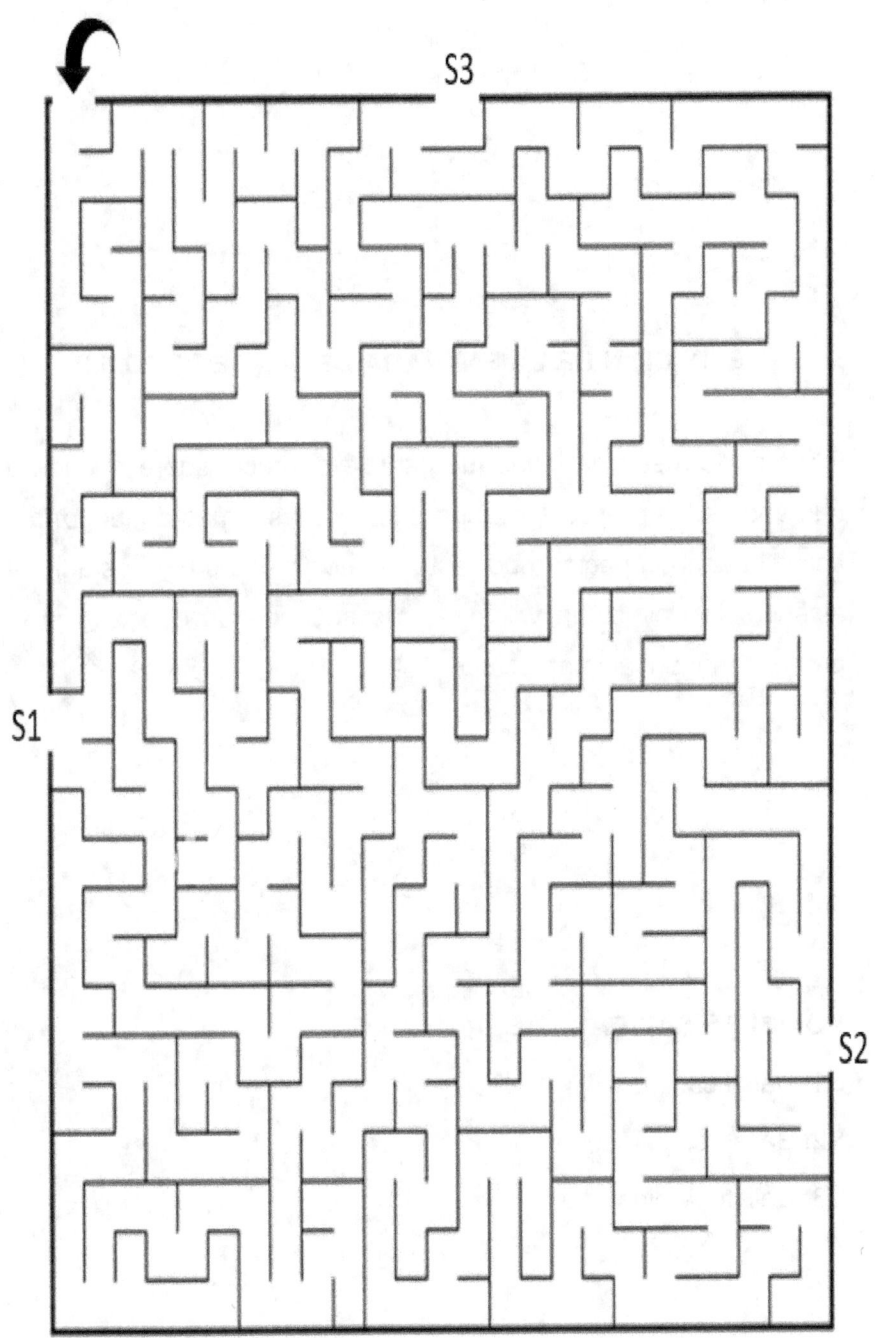

DEFINICIÓN DE LA ENTRADA DEL LABERINTO 59

Parte de la medicina legal que estudia el efecto sobre el cuerpo humano de los proyectiles disparados por las armas de fuego, así como la zona impactada por este, demostrando con el estudio el alcance, la trayectoria y los efectos secundarios que la misma produce, según las marcas que dejan.

POSIBLES SALIDAS LABERÍNTICAS

S1: Balística.

S2: Balismo.

S3: Balistocardiografía.

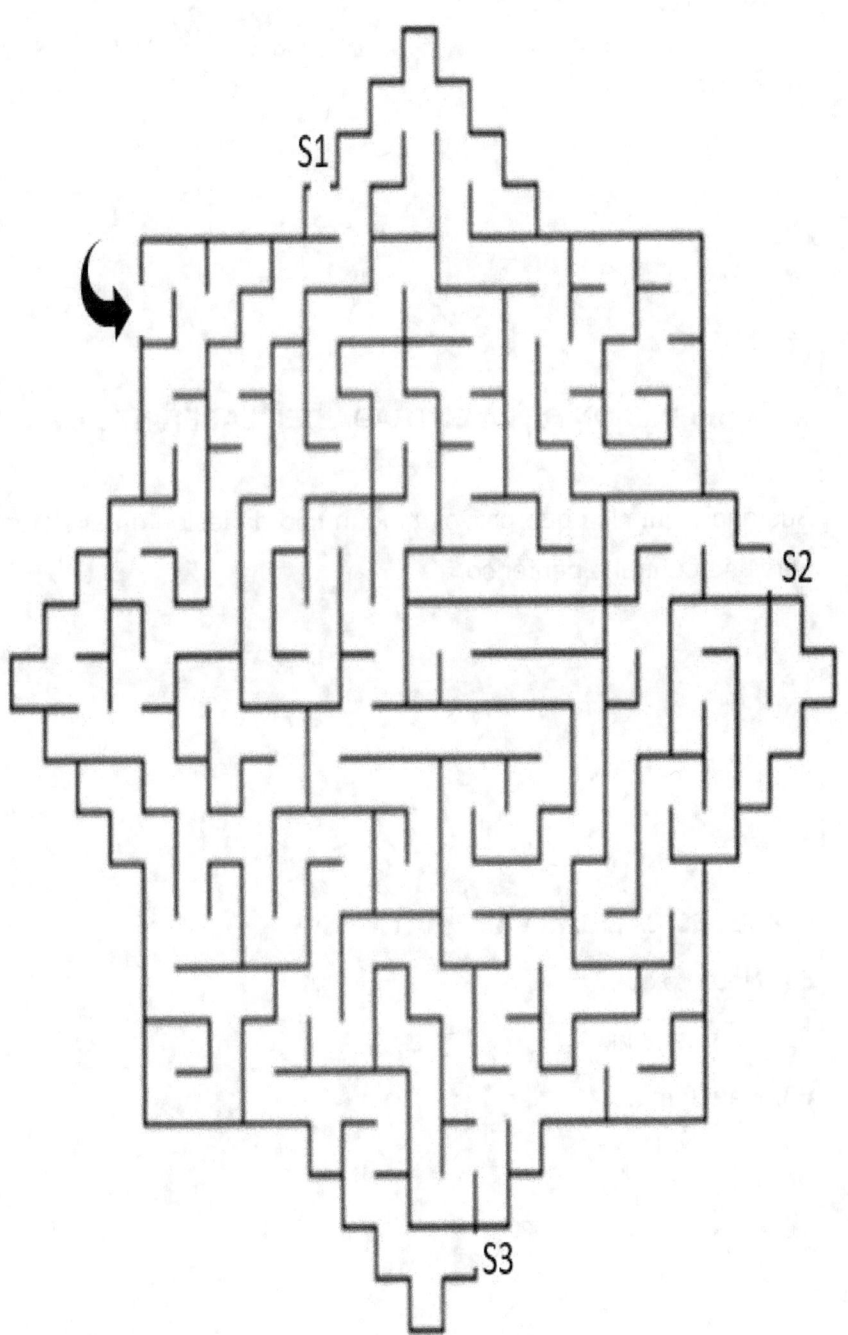

DEFINICIÓN DE LA ENTRADA DEL LABERINTO 60

Sustancia química que provoca algún tipo de lesión en el sistema nervioso central o periférico.

POSIBLES SALIDAS LABERÍNTICAS

S1: Neurotoxina.

S2: Neurastenia.

S3: Neurilema.

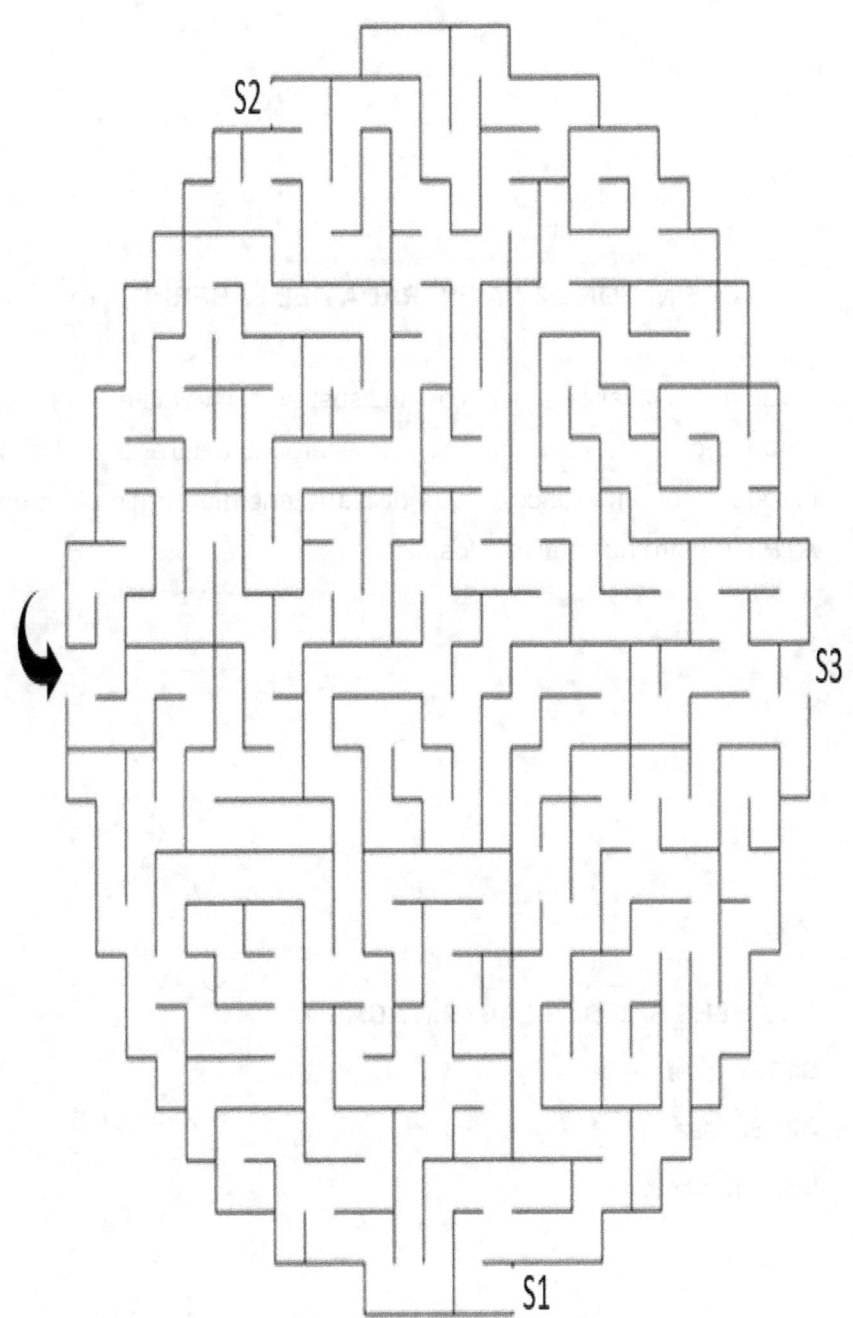

DEFINICIÓN DE LA ENTRADA DEL LABERINTO 61

Enzima que cataliza la unión de dos sustratos, mediante un enlace carbono-carbono, carbono-oxígeno, carbono-azufre o carbono-nitrógeno, en una reacción que utiliza la energía de hidrólisis del ATP o de otro nucleótido trifosfato.

POSIBLES SALIDAS LABERÍNTICAS

S1: Síntesis.

S2: Sintasa.

S3: Sintetasa.

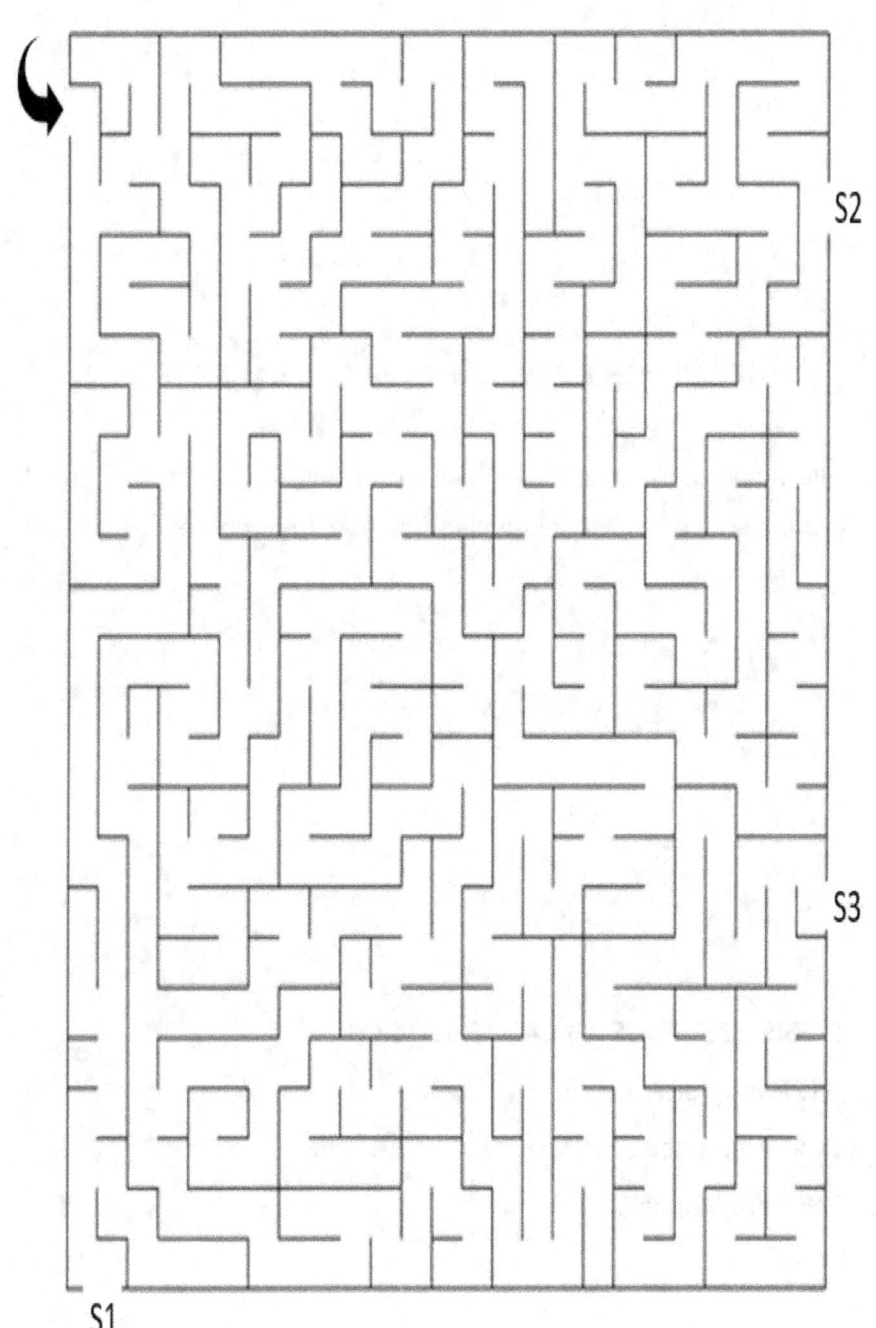

DEFINICIÓN DE LA ENTRADA DEL LABERINTO 62

Alteración de la queratinización, en la que desaparece el estrato granuloso y persisten los núcleos en el estrato córneo.

POSIBLES SALIDAS LABERÍNTICAS

S1: Paraqueratosis.

S2: Paraparesia.

S3: Parapsoriasis.

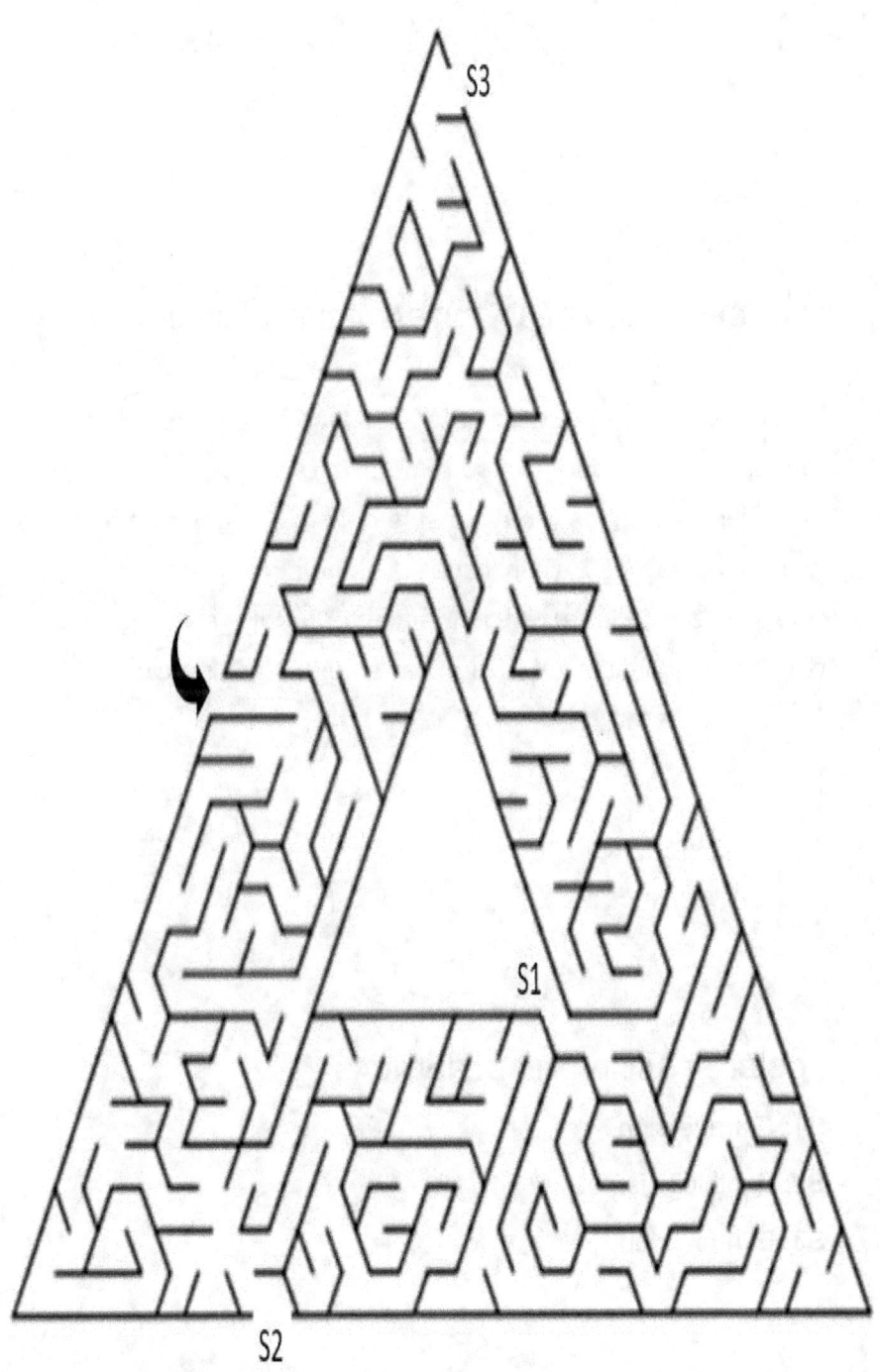

DEFINICIÓN DE LA ENTRADA DEL LABERINTO 63

Trastorno de la inclinación sexual o parafilia que consiste en la tendencia persistente o recurrente a la exposición de los propios genitales a extraños (normalmente del sexo opuesto) o a la gente en lugares públicos, sin incitarlos o intentar un contacto más íntimo. Suele haber una excitación sexual durante el periodo de la exposición y el acto suele terminar en una masturbación.

POSIBLES SALIDAS LABERÍNTICAS

S1: Extraversión.

S2: Exhibicionismo.

S3: Exhumación.

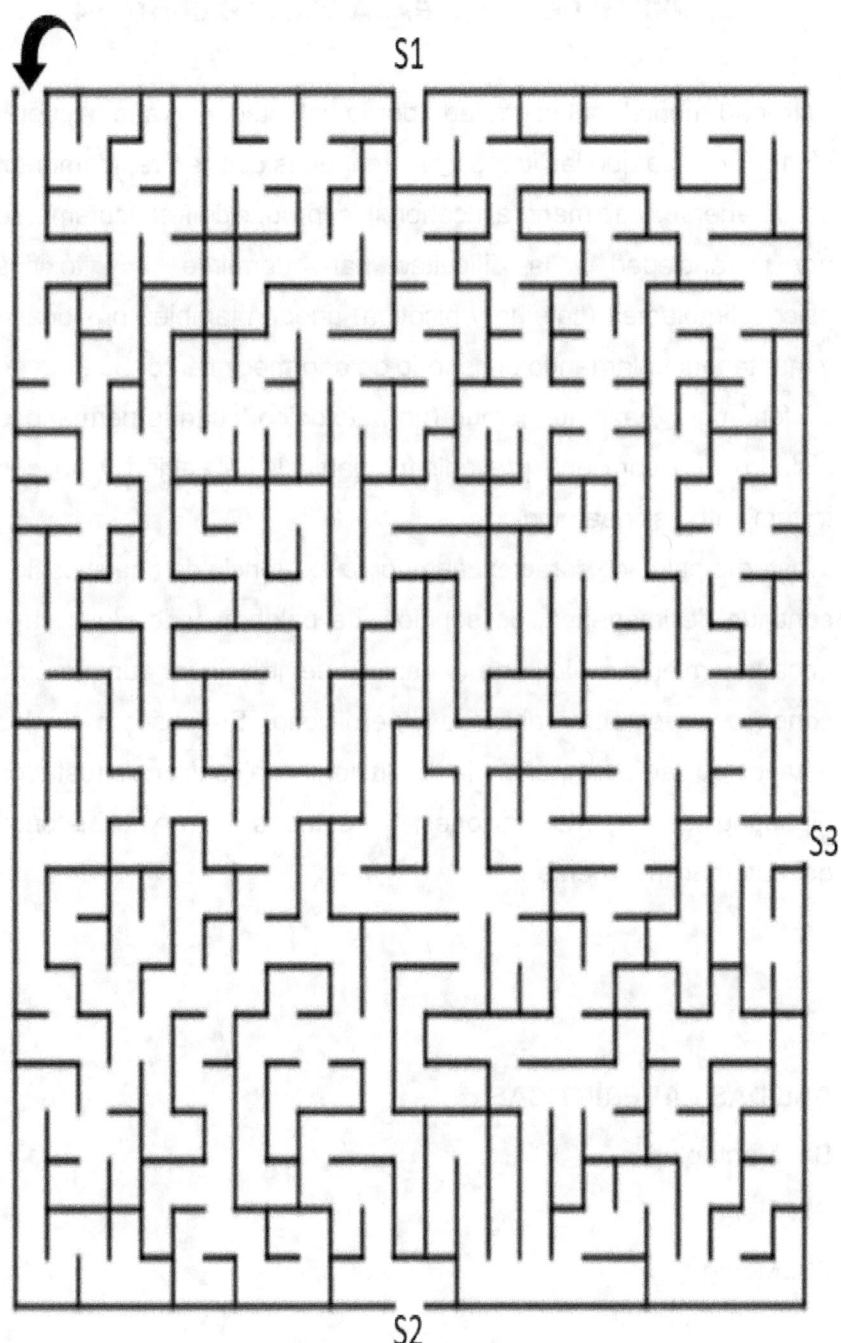

DEFINICIÓN DE LA ENTRADA DEL LABERINTO 64

Actividad mental mal controlada por la voluntad, cercana al sueño nocturno, en la que las ideas y las imágenes desfilan rápidamente, sin detenerse, y de manera incohercible. producido frecuentemente por la ansiedad y la dificultad para dormirse. Los tóxicos psicoestimulantes (cafeína y nicotina) pueden también provocarlo y mantenerlo, alargando el periodo de adormecimiento. Se trata de un fenómeno bastante común (no patológico, cuando permanece aislado) que conviene prevenir mediante la relajación y no con tratamiento psicopatológico.

Trastorno psíquico caracterizado por la existencia de una sucesión continua de imágenes, de sonidos, de palabras y de ideas cuyo encadenamiento se impone al espíritu del individuo, aunque éste conozca su carácter absurdo y pernicioso. Se observa en los estados que se acompañan de disolución de la conciencia (estados hipnagógicos, intoxicaciones, estados prealucinatorios del automatismo mental).

SALIDAS LABERÍNTICAS

S1: Mentoplastia.

S2: Mentismo.

S3: Mente.

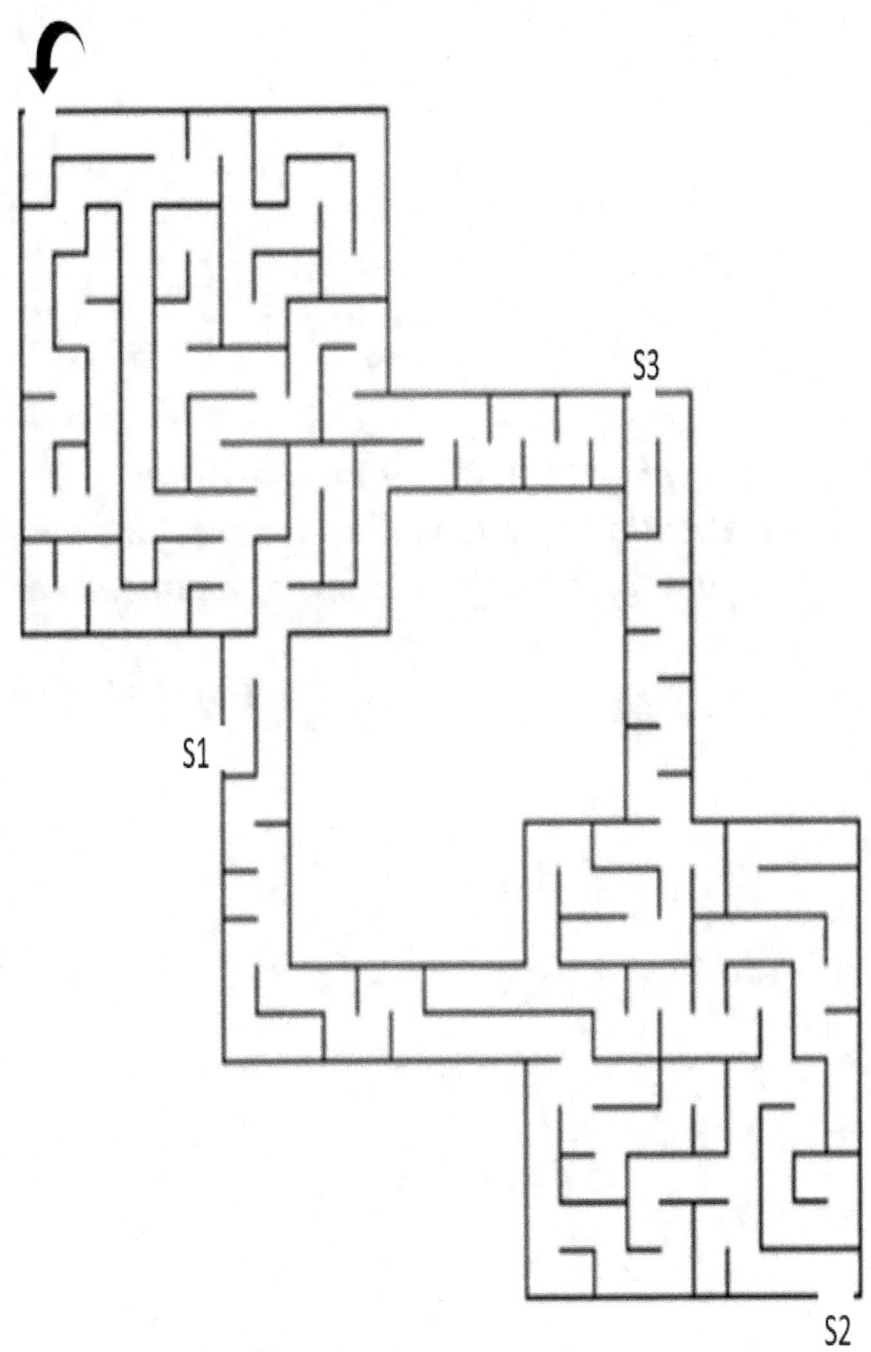

Nosotros, los mortales, logramos la inmortalidad en las cosas que creamos en común y que quedan después de nosotros.

Albert Einstein

LABERINTOS

DE COMPLEJIDAD

GRADO IV

DEFINICIÓN DE LA ENTRADA DEL LABERINTO 65

Coloración amarilla de los tegumentos y específicamente de la palma de las manos, por depósitos de carotenos en la piel. También se define como la coloración amarilla inespecífica de la piel y se conoce como xantocromía cutánea.

POSIBLES SALIDAS LABERÍNTICAS

S1: Xantodermia.

S2: Xantelasma.

S3: Xantoma.

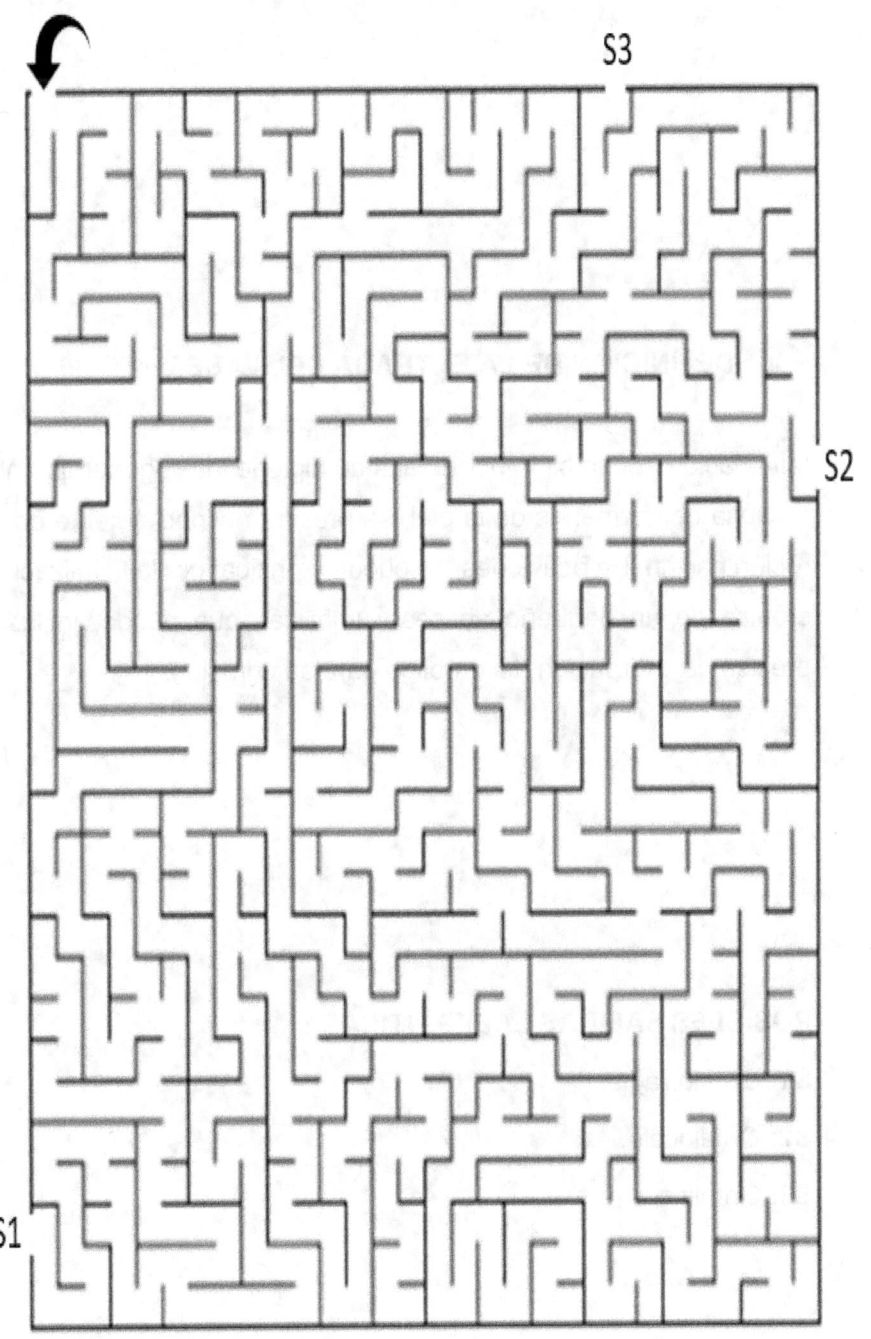

DEFINICIÓN DE LA ENTRADA DEL LABERINTO 66

Inflamación del ombligo por la falta de higiene local, generalmente a causa de gérmenes de la piel, se presenta especialmente en el recién nacido. En ocasiones, se puede cronificar por la fistulización crónica de un pequeño absceso umbilical, que puede, incluso, precisar la extirpación del ombligo para su curación.

POSIBLES SALIDAS LABERÍNTICAS

S1: Onfalorragia.

S2: Onfalocele.

S3: Onfalitis.

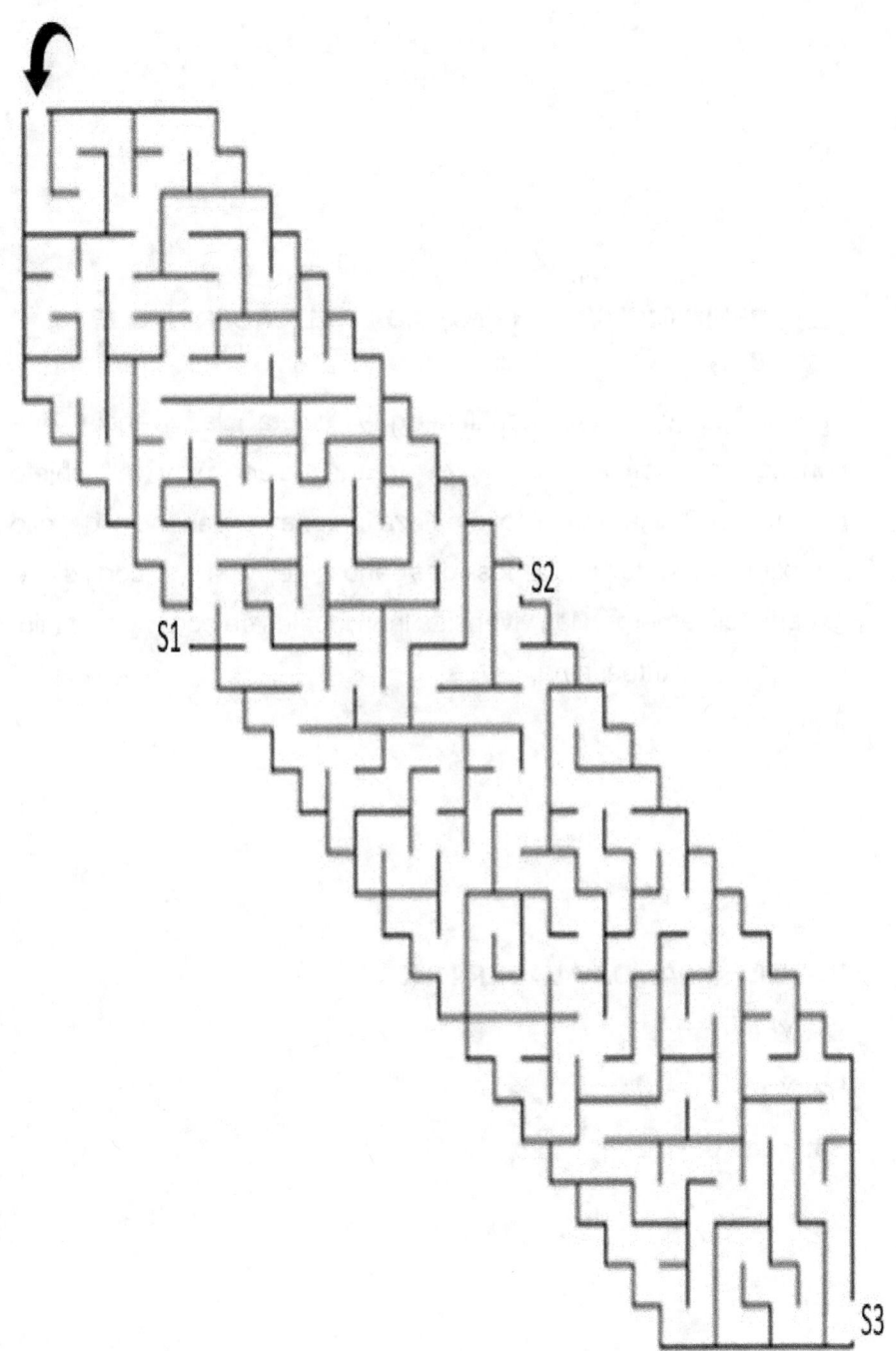

DEFINICIÓN DE LA ENTRADA DEL LABERINTO 67

Función psíquica que identifica (que "sujeta") la vivencia, que conoce (conciencia) al sujeto (autoconciencia) y al objeto (heteroconciencia). El niño empieza a tener experiencia de ello aproximadamente hacia los dos años de vida, y con dicha experiencia emergen las vivencias individuales de poder y dominio, de valer y de autoestima.

POSIBLES SALIDAS LABERÍNTICAS

S1: Yodación.

S2: Yo.

S3: Yoduro.

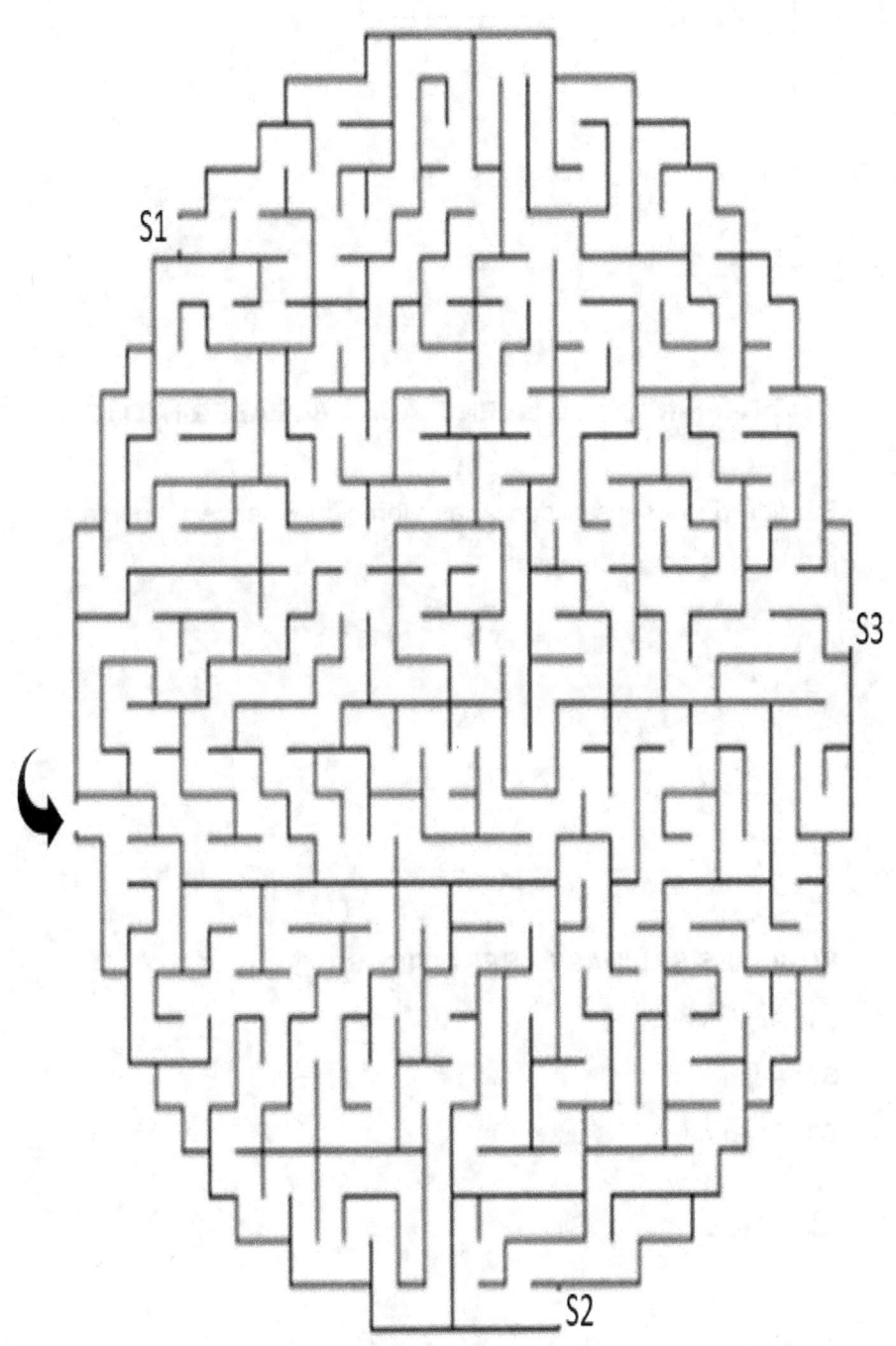

DEFINICIÓN DE LA ENTRADA DEL LABERINTO 68

Pérdida de la sensibilidad a las vibraciones, especialmente a las producidas por el diapasón.

POSIBLES SALIDAS LABERÍNTICAS

S1: Apalestesia.

S2: Apandría.

S3: Apagma.

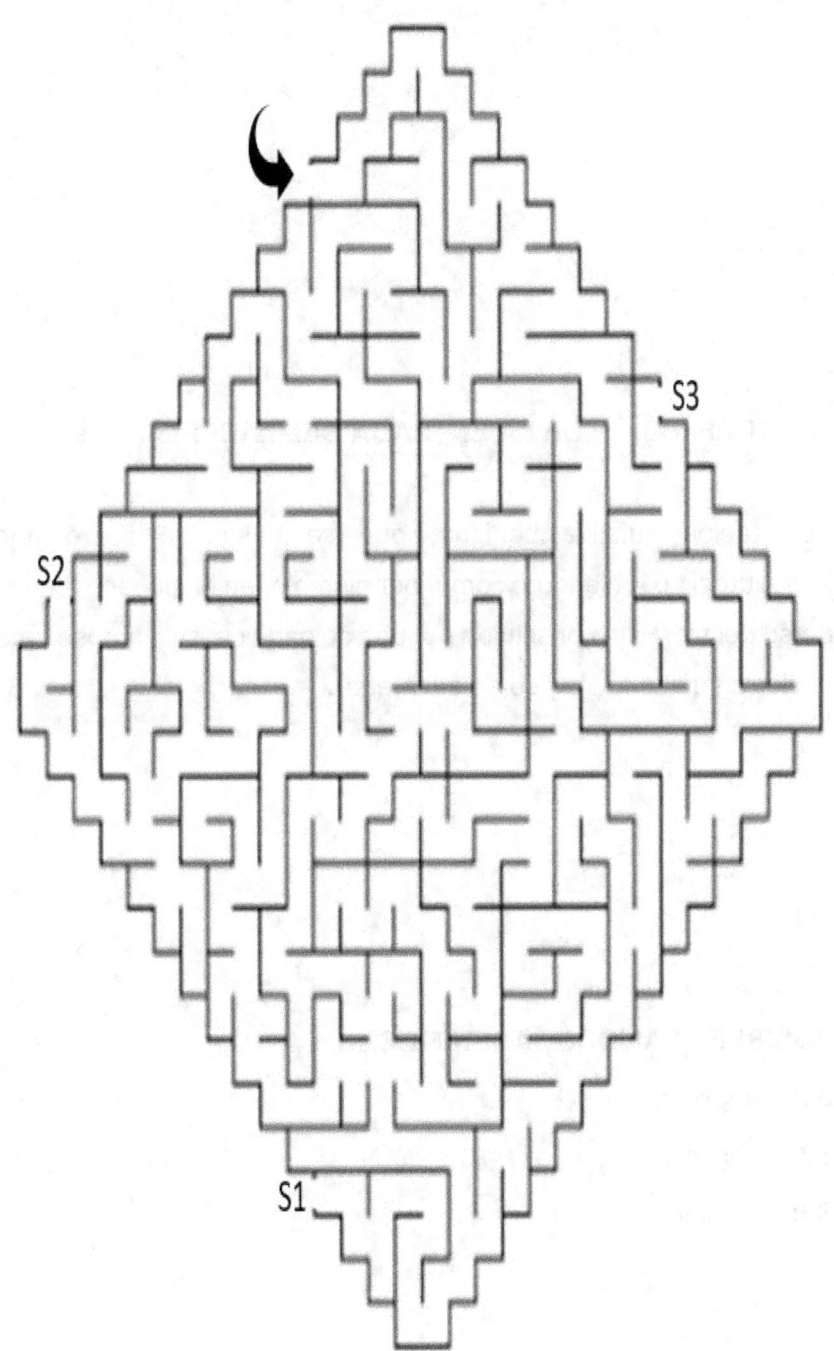

DEFINICIÓN DE LA ENTRADA DEL LABERINTO 69

Tumoración quística benigna, que se desarrolla sobre una aponeurosis o un tendón; como, por ejemplo, en la muñeca o en el dorso del pie. Está constituida por una delgada cápsula fibrosa, que encierra líquido mucinoso en su interior.

POSIBLES SALIDAS LABERÍNTICAS

S1: Ganglioma.

S2: Ganglio.

S3: Ganglión.

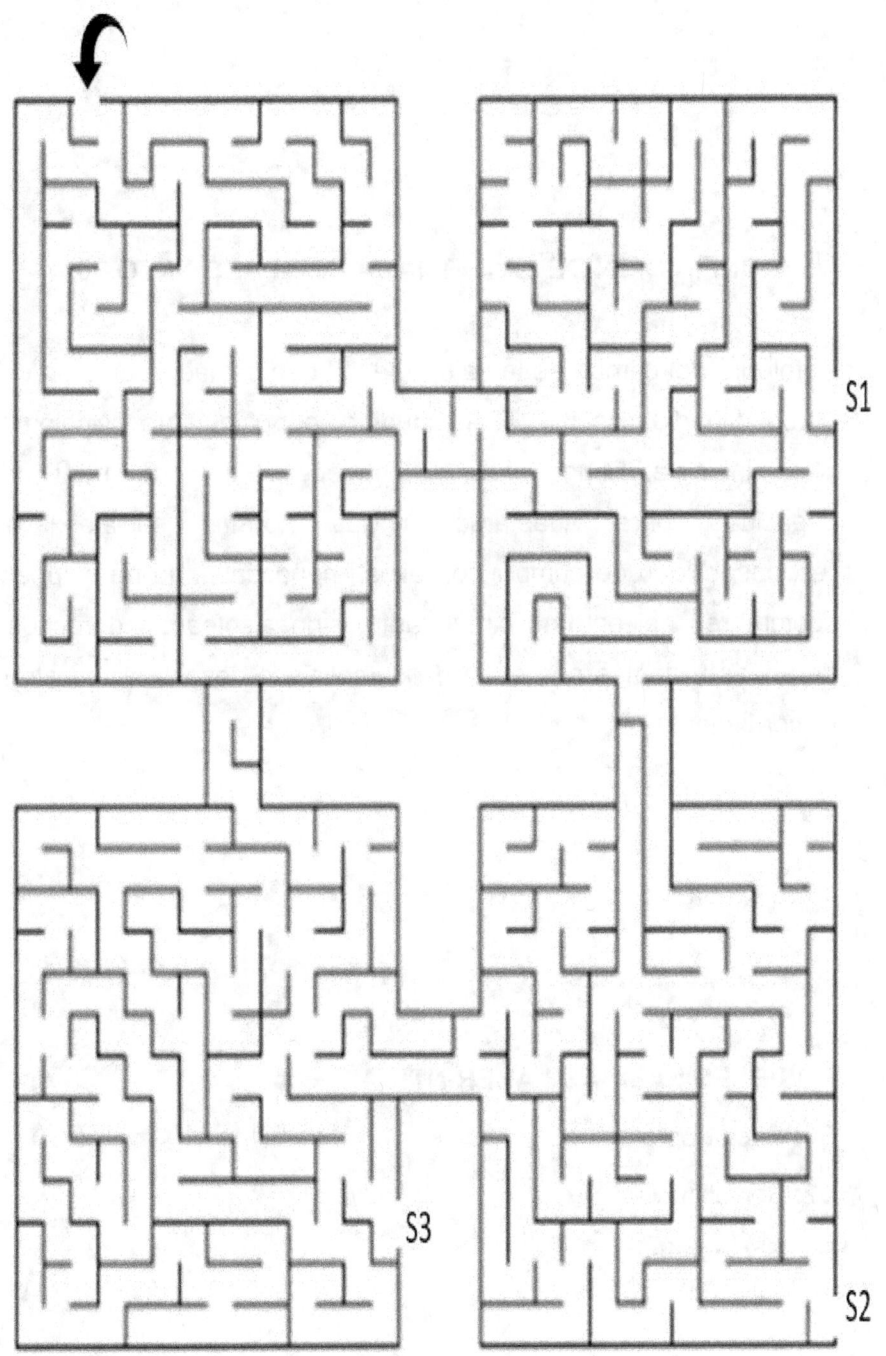

DEFINICIÓN DE LA ENTRADA DEL LABERINTO 70

Patología del campo de la salud mental denominada trastorno de personalidad antisocial o TPA, estudiada por psiquiatría, psicología y criminología. El individuo que padece el trastorno no tiene capacidad para adaptarse a las normas sociales, ni responsabilidad de cumplir con ellos, menoscabando no solo las costumbres del entorno circundante, sino pisoteando derechos, garantías y demás con el fin de cumplir sus deseos sin mostrar remordimiento.

POSIBLES SALIDAS LABERÍNTICAS

S1: Sociotropía.

S2: Socialización.

S3: Sociopatía.

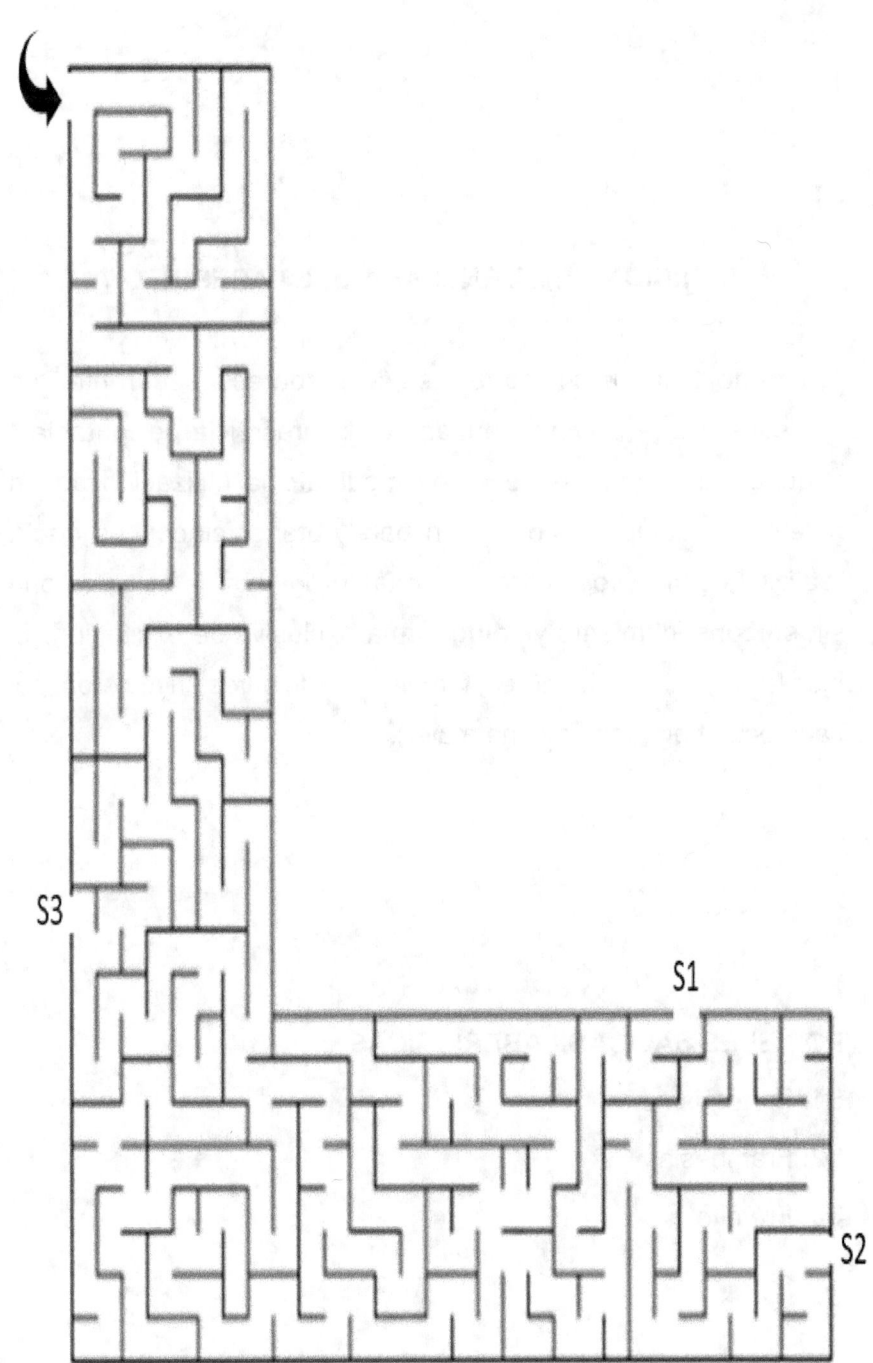

DEFINICIÓN DE LA ENTRADA DEL LABERINTO 71

Trastorno parafílico que suele aparecer durante la adolescencia, y se caracterizan por la presencia de fantasías, impulsos o conductas sexuales mediante la utilización de un objeto o situación poco común para obtener placer, es decir, realizar tocamientos sobre las zonas erógenas de otra persona sin su consentimiento y como forma exclusiva de excitación. Si bien la mayoría son hombres, también puede darse en mujeres (por cada ocho hombres hay una mujer).

POSIBLES SALIDAS LABERÍNTICAS

S1: Froteurismo.

S2: Frambesia.

S3: Frémito.

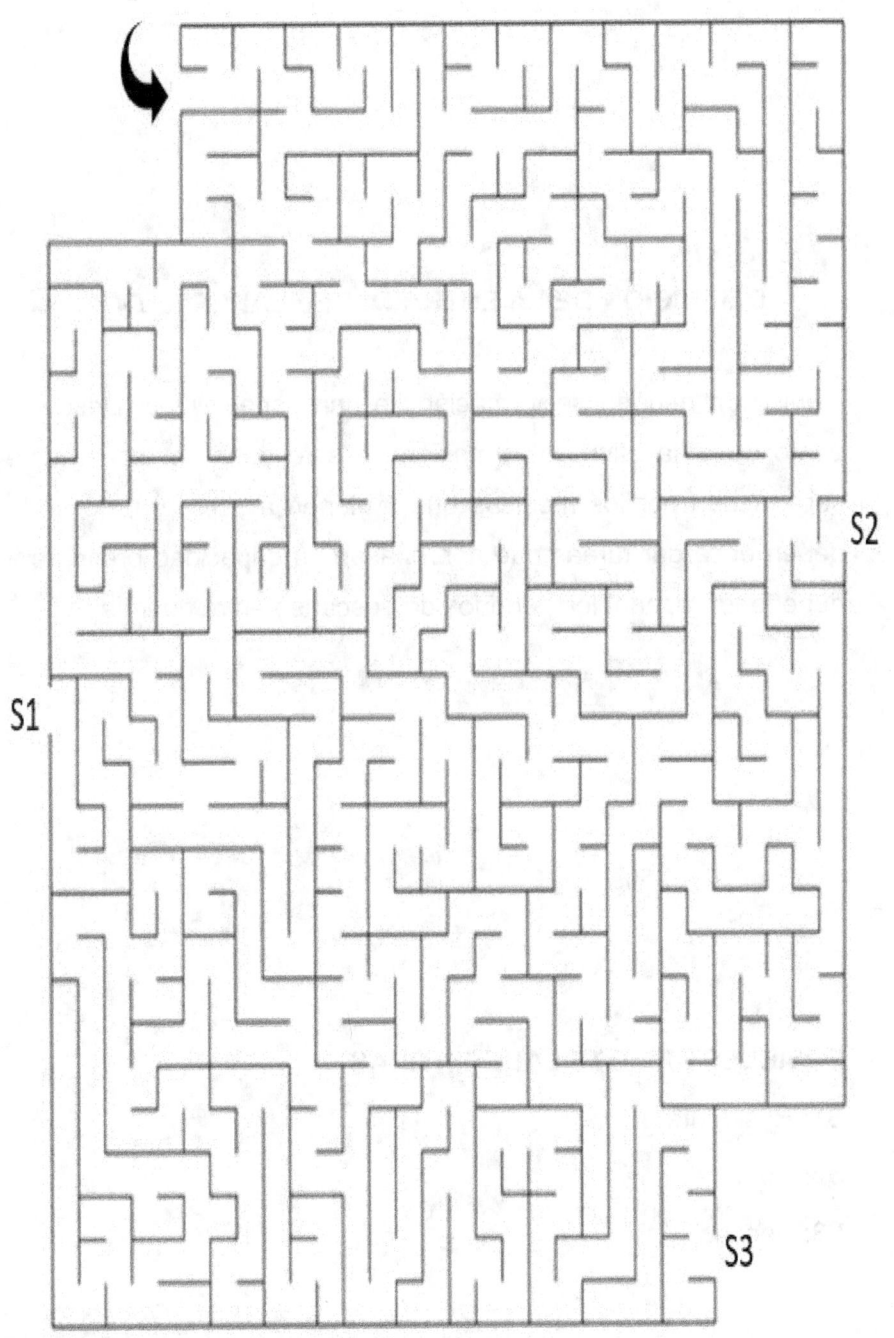

DEFINICIÓN DE LA ENTRADA DEL LABERINTO 72

Médico en periodo de formación de una especialidad. Desde el punto de vista ético, la formación de este debe ser seriamente supervisada por los médicos que le tienen a su cargo, no se le deben encargar tareas que sobrepasan su capacidad presente y debe tener razonables periodos de descanso entre guardias.

POSIBLES SALIDAS LABERÍNTICAS

S1: Residente.

S2: Huésped.

S3: Becario.

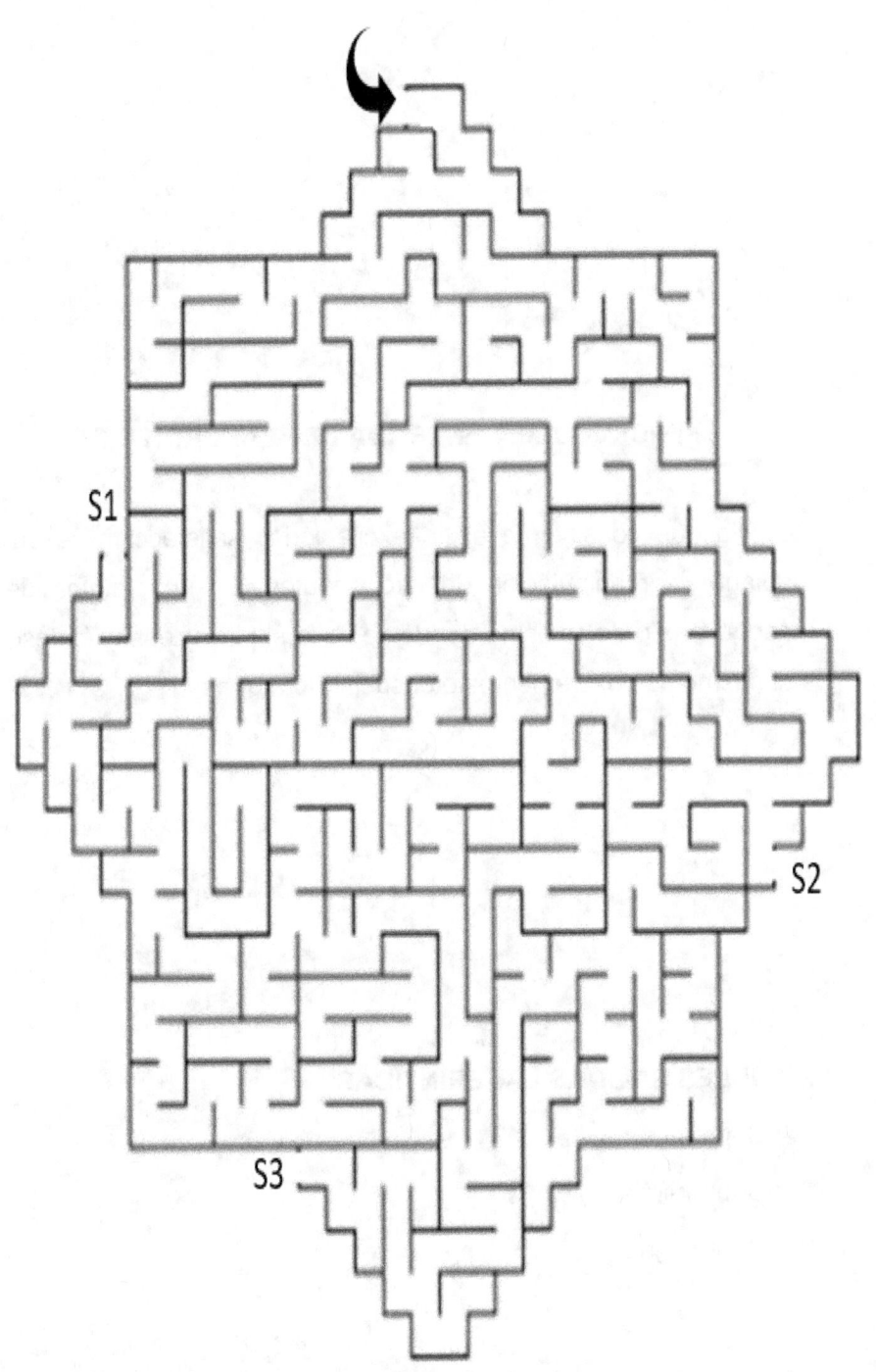

DEFINICIÓN DE LA ENTRADA DEL LABERINTO 73

Parafilia que consistente en la excitación o satisfacción sexual mediante la manipulación de excrementos. Es un síntoma de masoquismo o de sadismo donde se halla el placer ensuciándose a sí mismo con excrementos o ensuciando a otros.

POSIBLES SALIDAS LABERÍNTICAS

S1: Coprolalia.

S2: Copromimia.

S3: Coprolagnía.

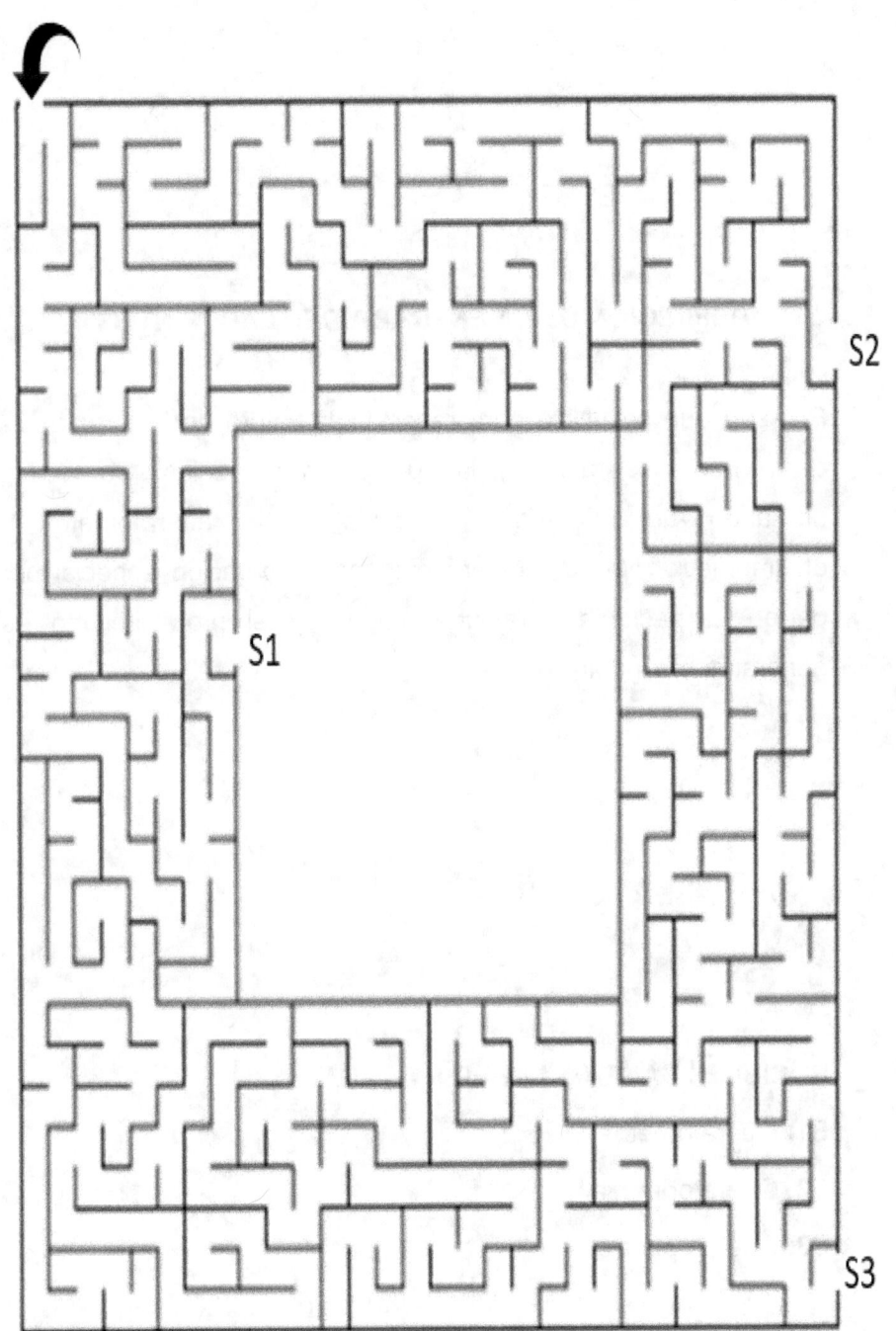

DEFINICIÓN DE LA ENTRADA DEL LABERINTO 74

Proceso que se utiliza para medir la curvatura de la córnea, es decir, mide los radios y las potencias corneales. Se realiza utilizando un dispositivo conocido como queratómetro u oftalmómetro. No se requiere ninguna preparación especial por parte del paciente para una sesión, y el procedimiento es generalmente indoloro.

POSIBLES SALIDAS LABERÍNTICAS

S1: Queratometría.

S2: Queratodermia.

S3: Queratoplastia.

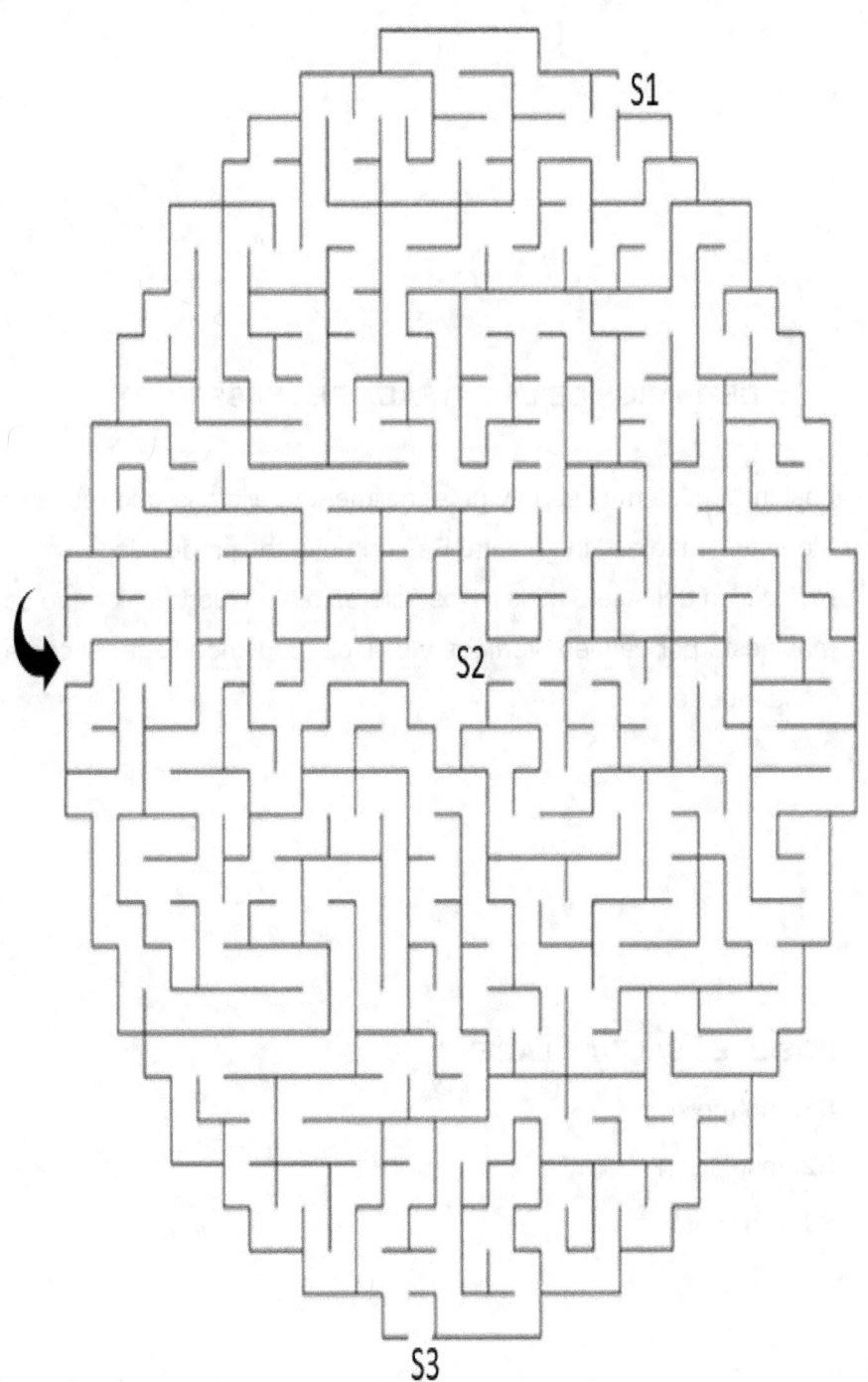

DEFINICIÓN DE LA ENTRADA DEL LABERINTO 75

Lesión térmica muy seria y potencialmente peligrosa que requiere atención médica inmediata. Es un efecto producido por la exposición del sujeto a los rayos solares o a un fuerte calor que se manifiesta por cefalea, vértigos y delirios, pudiendo llegar al coma y a la muerte.

POSIBLES SALIDAS LABERÍNTICAS

S1: Inotropismo.

S2: Insolación.

S3: Inosinato.

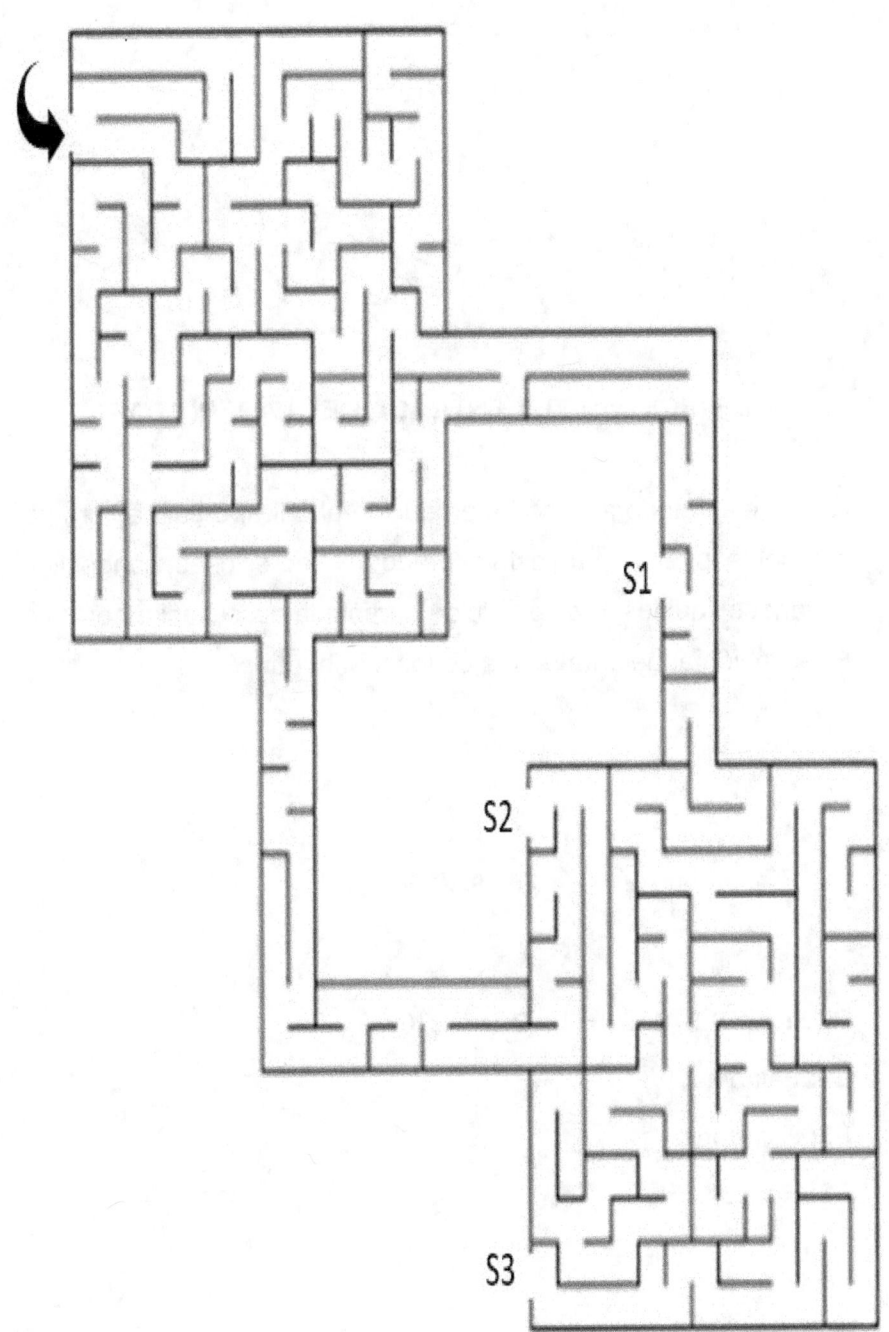

DEFINICIÓN DE LA ENTRADA DEL LABERINTO 76

Ruido respiratorio accesorio, producido al entrar o salir al aire por el árbol respiratorio que está alterado por secreciones, congestión, exudados líquidos, etc., percibido durante la auscultación torácica. Respiración anhelante propia de los moribundos.

POSIBLES SALIDAS LABERÍNTICAS

S1: Estridor.

S2: Estertor.

S3: Roncus.

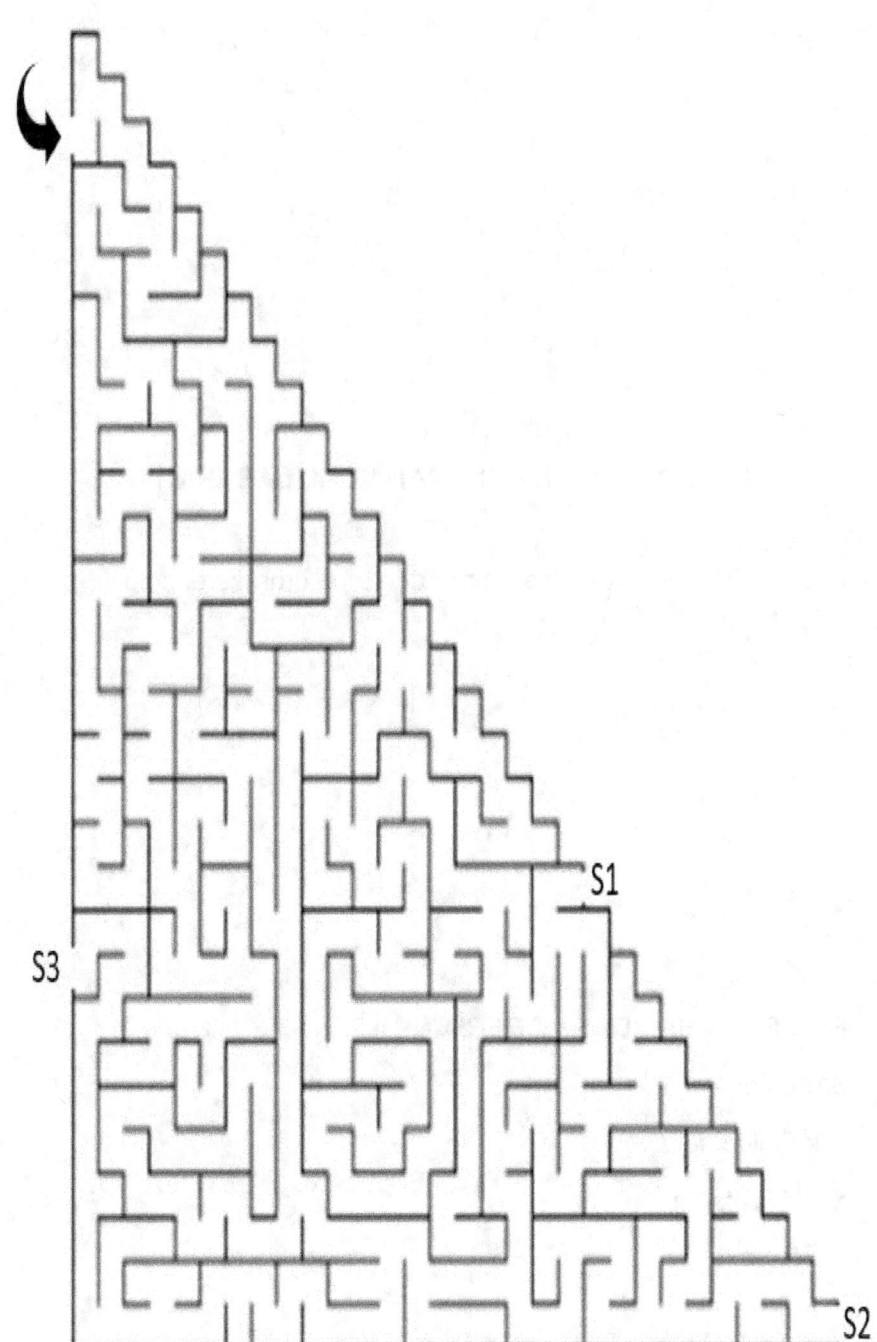

DEFINICIÓN DE LA ENTRADA DEL LABERINTO 77

Hábito patológico de morderse o comerse el pelo.

POSIBLES SALIDAS LABERÍNTICAS

S1: Queilofagia.

S2: Onicofagia.

S3: Tricofagia.

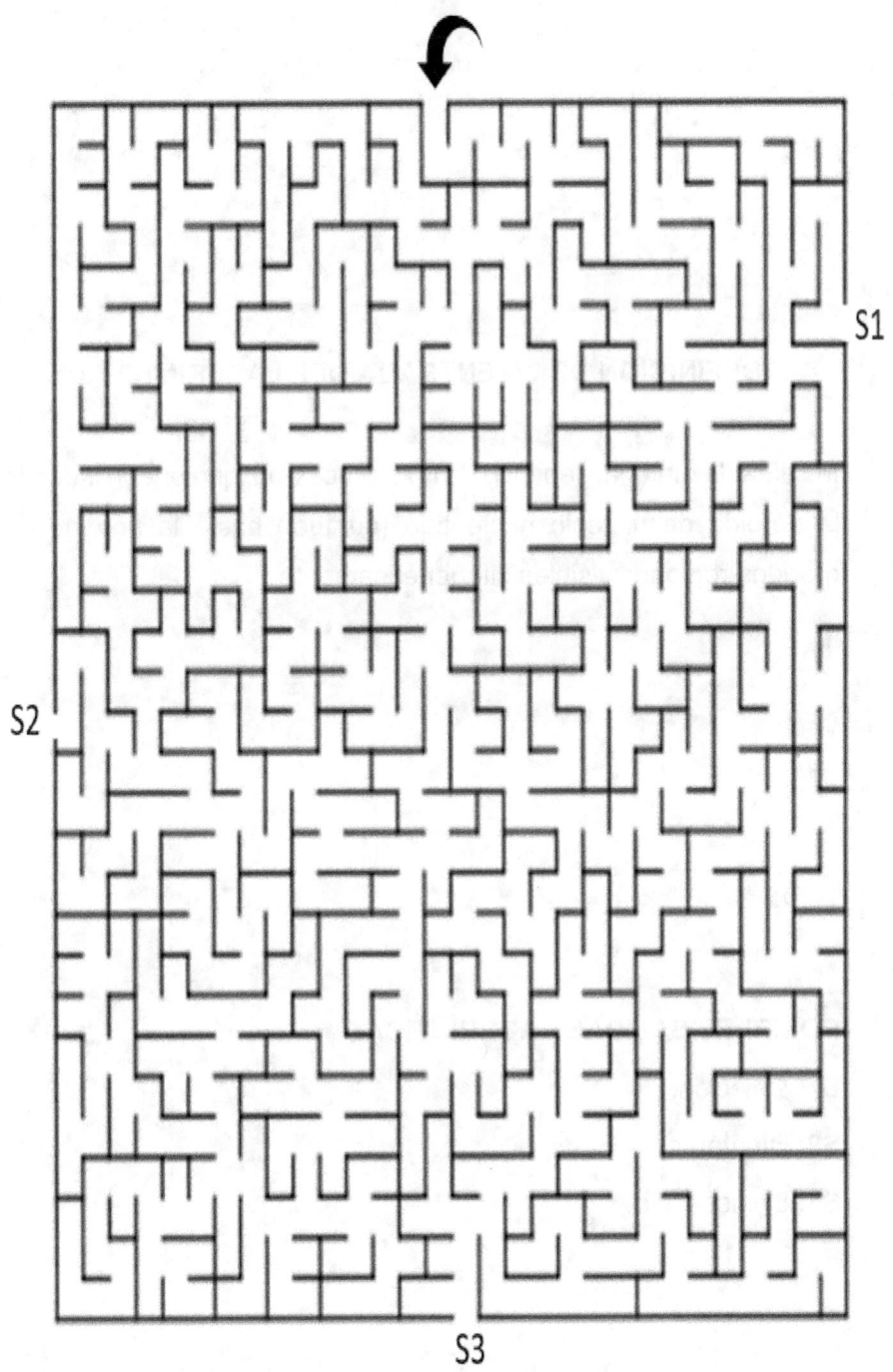

DEFINICIÓN DE LA ENTRADA DEL LABERINTO 78

Pérdida de material genético de un cromosoma, que puede ir desde la pérdida de un solo nucleótido (puntual) hasta la pérdida de grandes regiones visibles citogenéticamente.

POSIBLES SALIDAS LABERÍNTICAS

S1: Deleción.

S2: Deletéreo.

S3: Dehiscencia.

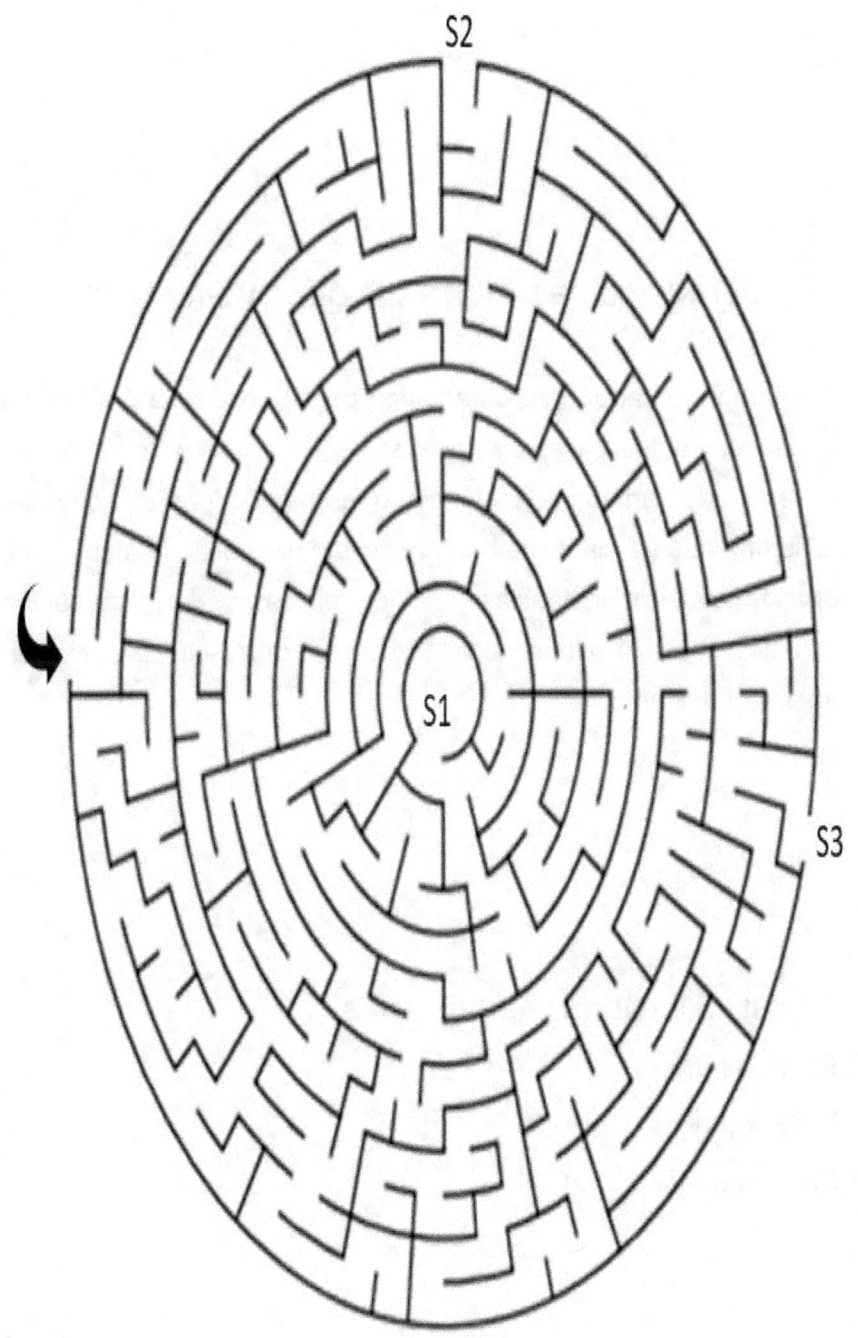

DEFINICIÓN DE LA ENTRADA DEL LABERINTO 79

Trastorno mental que se caracteriza por el desarrollo gradual de ideas delirantes, fijas y obsesivas como ser perseguido, envenenado, amado a distancia o engañado por el cónyuge, al tiempo que se mantiene una capacidad normal de la mente en otras muchas circunstancias. En los sistemas de clasificación actuales se ha eliminado este término para sustituirlo por el de trastorno delirante.

POSIBLES SALIDAS LABERÍNTICAS

S1: Paramnesia.

S2: Paranoia.

S3: Parafrenia.

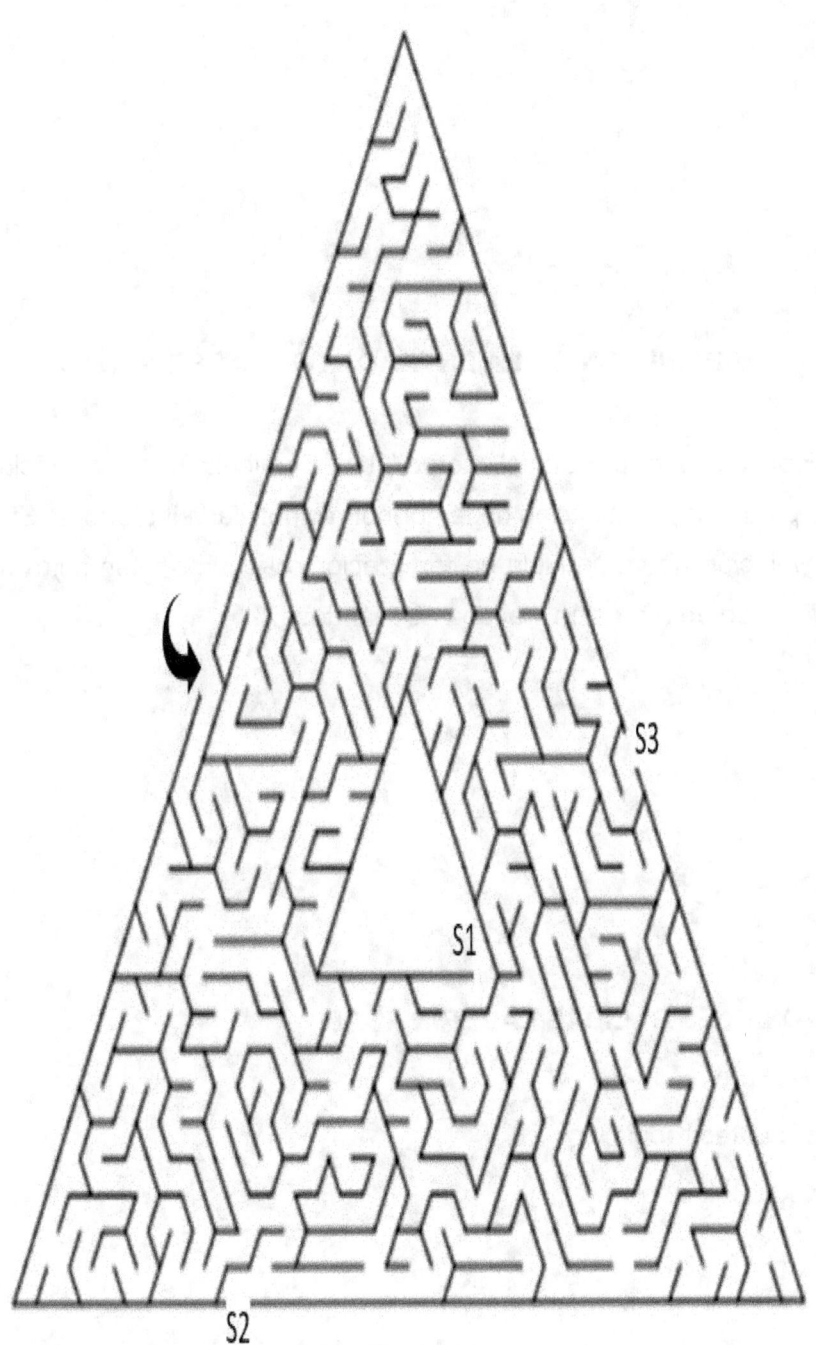

DEFINICIÓN DE LA ENTRADA DEL LABERINTO 80

Proceso de formación del cuerpo lúteo. Comienza tras la ovulación y progresa por la acción de la hormona hipofisiaria luteotropa. Si la ovulación no va seguida de fertilización, el cuerpo lúteo sufre un proceso de regresión y acaba atrofiándose.

POSIBLES SALIDAS LABERÍNTICAS

S1: Luteína.

S2: Luteotropina.

S3: Luteinización.

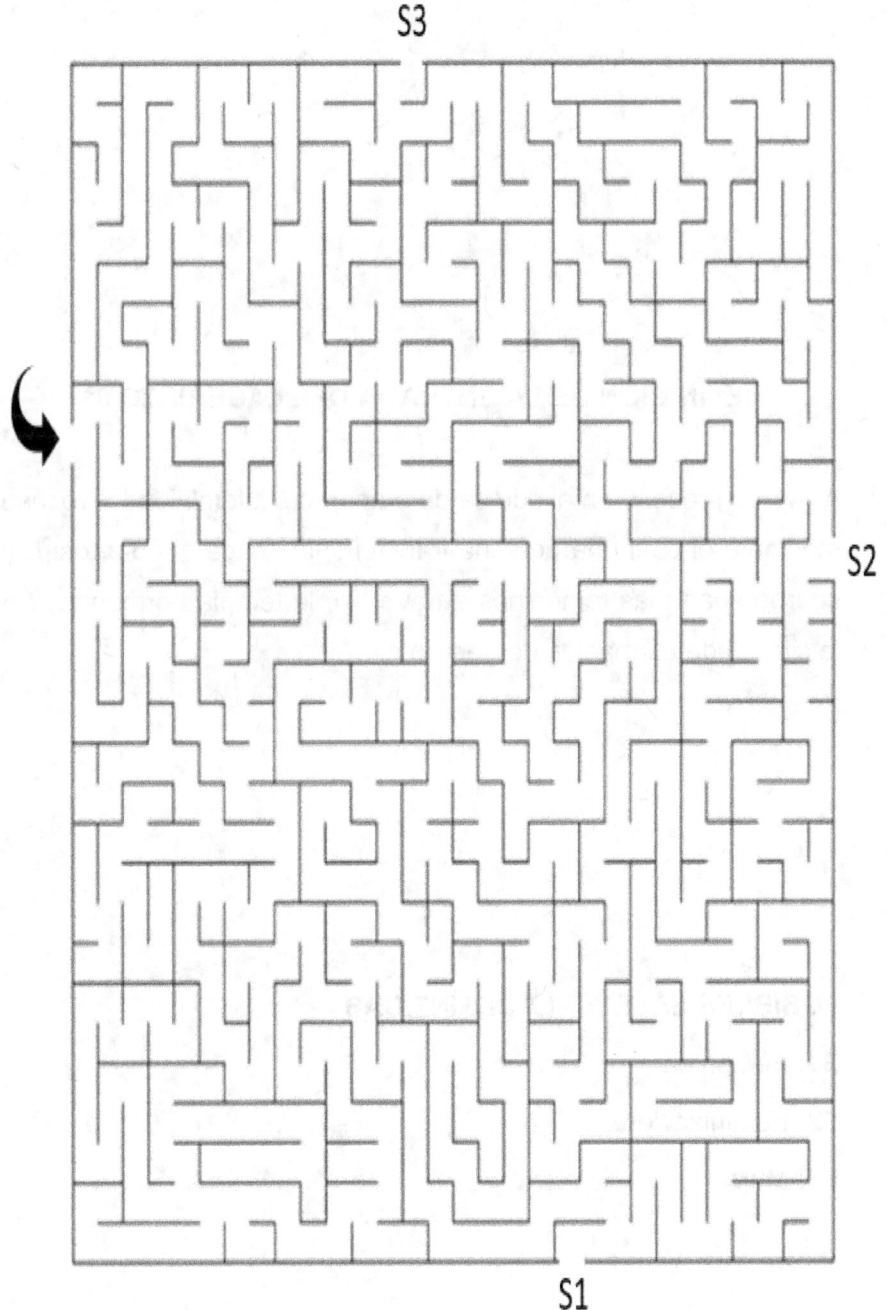

DEFINICIÓN DE LA ENTRADA DEL LABERINTO 81

Acción o proceso en el que se da o aparece la feminidad. Proceso mediante el cual una persona transfeminina hace que su rostro y cuerpo sean más femeninos a través de la terapia hormonal y / o la cirugía de afirmación de género.

POSIBLES SALIDAS LABERÍNTICAS

S1: Femenina.

S2: Feminización.

S3: Mujer.

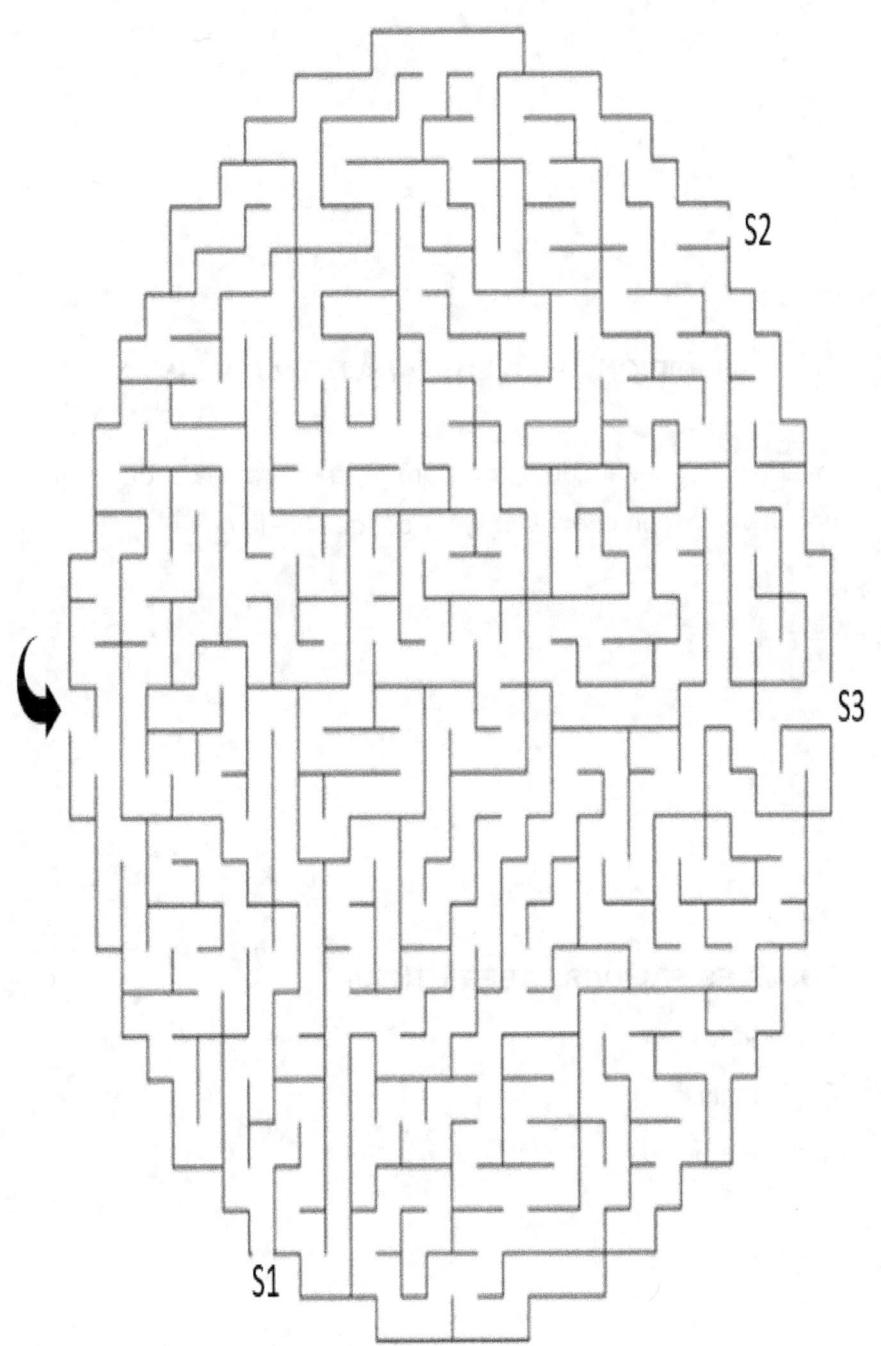

DEFINICIÓN DE LA ENTRADA DEL LABERINTO 82

Inflamación (hinchazón e irritación) de la uretra, el conducto que une la vejiga con el exterior y por donde sale la orina.

POSIBLES SALIDAS LABERÍNTICAS

S1: Uretritis.

S2: Uremia.

S3: Ureterocele.

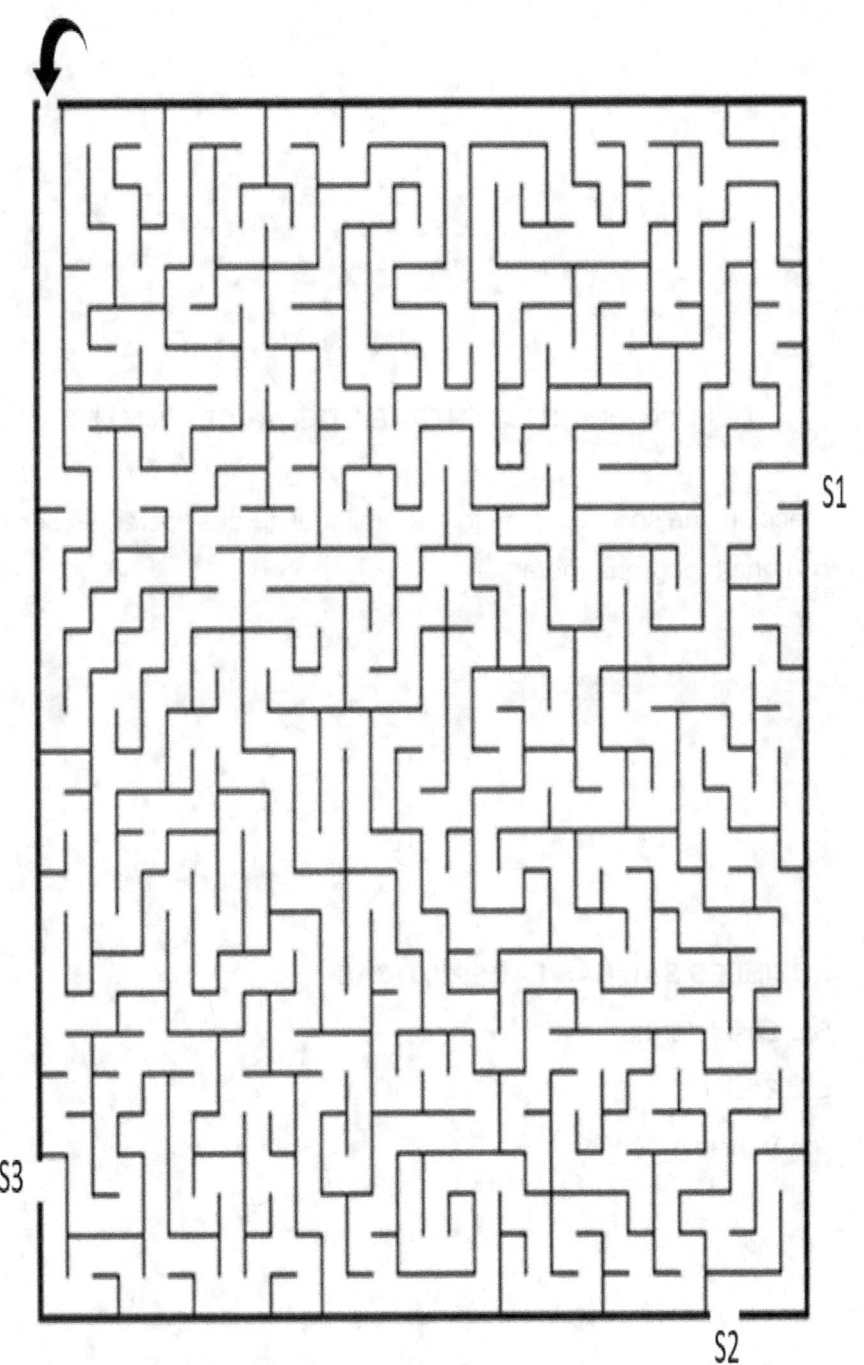

DEFINICIÓN DE LA ENTRADA DEL LABERINTO 83

Afección que se localiza de forma similar al herpes zóster, es decir, con una topografía metamérica.

POSIBLES SALIDAS LABERÍNTICAS

S1: Zosteriforme.

S2: Zóster.

S3: Varicela.

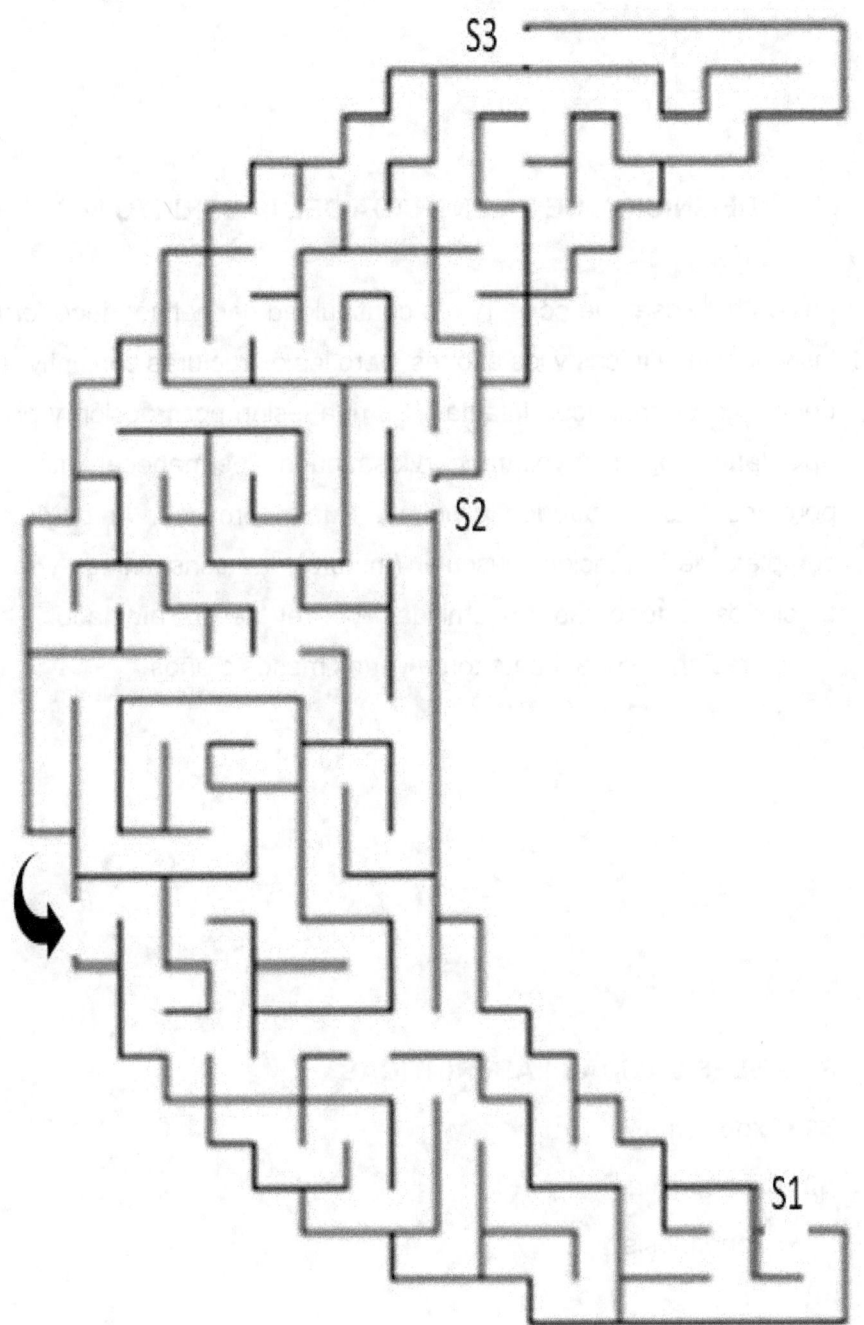

S3

S2

S1

DEFINICIÓN DE LA ENTRADA DEL LABERINTO 84

Lesión nerviosa que conserva la continuidad del nervio; degenera las vainas mielínicas y los axones, pero las estructuras conjuntivas del nervio permanecen intactas. Es una lesión por tracción y por aplastamiento, la envoltura nerviosa puede permanecer intacta pero los axones pueden dividirse. Puede provocar la pérdida completa de la función muscular (motora), las sensaciones y las funciones autónomas transmitidas por el nervio afectado. La recuperación generalmente toma varios meses o años.

POSIBLES SALIDAS LABERÍNTICAS

S1: Axoplasma.

S2: Axonopraxia.

S3: Axonotmesis.

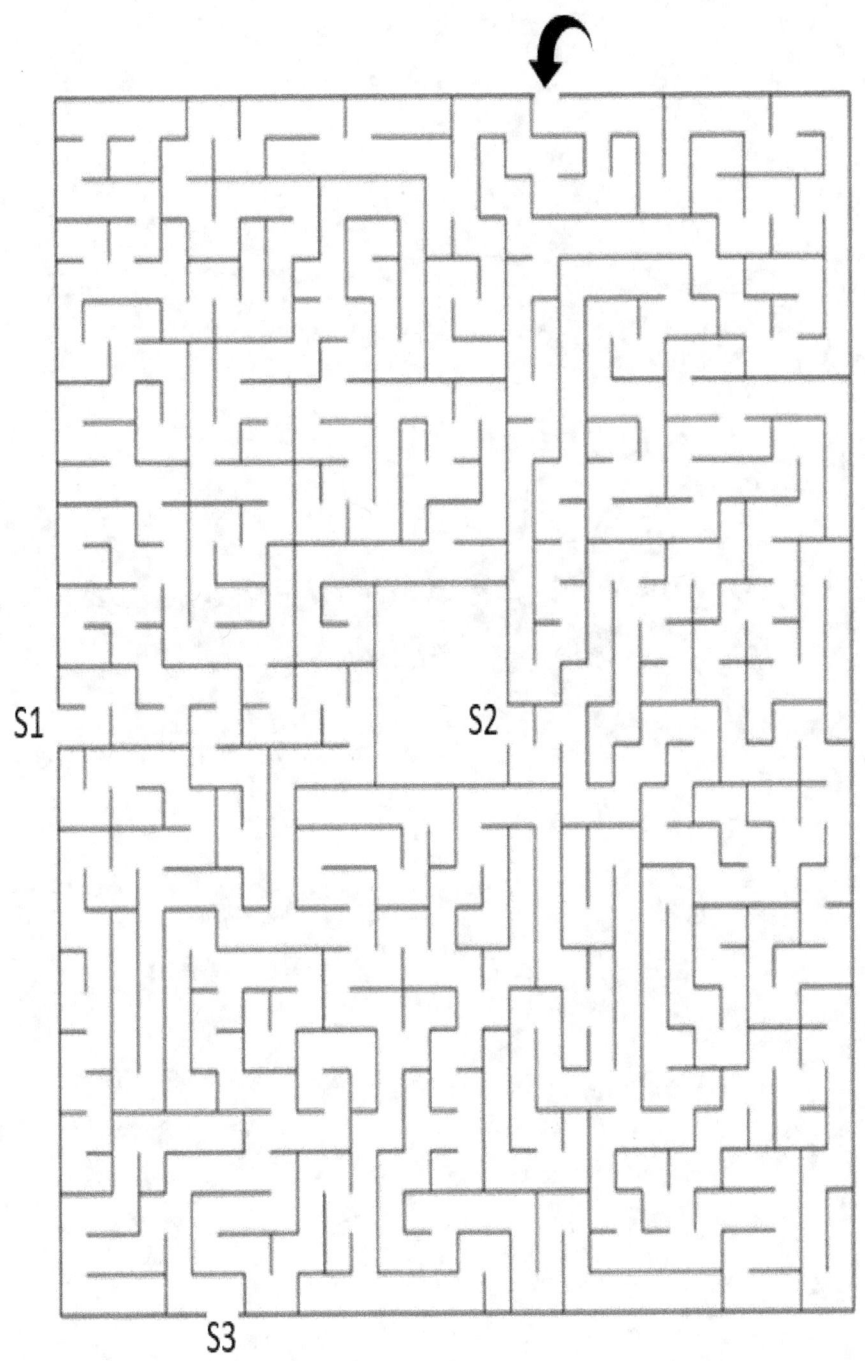

S1

S2

S3

Somos arquitectos de nuestro propio destino.

Albert Einstein

LABERINTOS

DE COMPLEJIDAD

GRADO V

DEFINICIÓN DE LA ENTRADA DEL LABERINTO 85

Fisura congénita de una o más vértebras. Fisura congénita poco frecuente de toda la columna vertebral y de la médula espinal debida al fracaso en el cierre del tubo neural embrionario.

POSIBLES SALIDAS LABERÍNTICAS

S1: Raquisquisis.

S2: Raquis.

S3: Raquiestenosis.

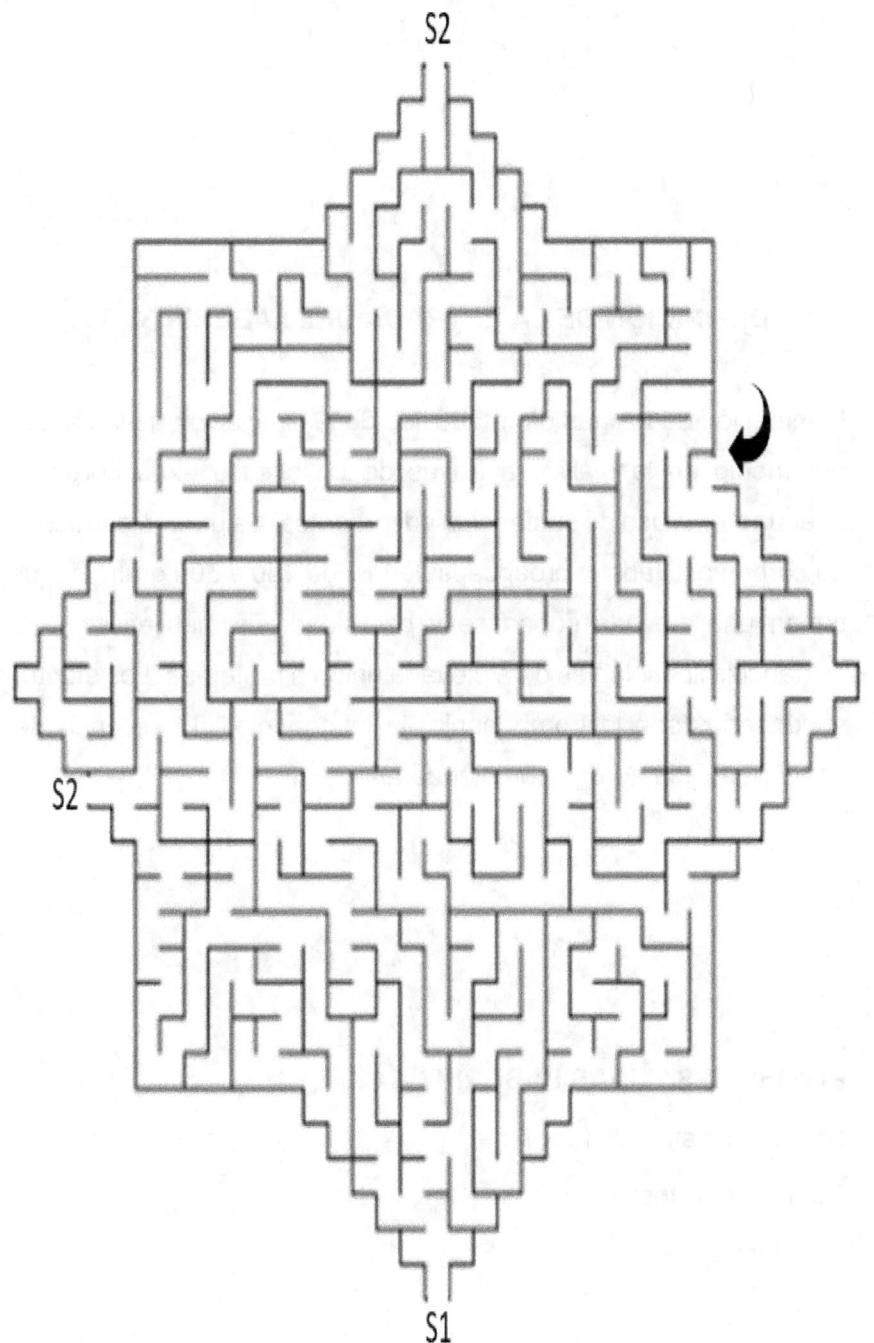

DEFINICIÓN DE LA ENTRADA DEL LABERINTO 86

Eliminación de toxinas o metabolitos de la circulación de la sangre por medio de la diálisis a través de un circuito extra corpóreo adecuado y el uso de sustancias adsorbentes. Se utilizan cartuchos de carbón activado microencapsulados, de 150 a 300 gramos, que tienen una elevada superficie y porosidad. Es más eficaz para sustancias liposolubles o de elevada unión a proteínas. Los efectos secundarios son la trombopenia, la leucopenia, el descenso del fibrinógeno y la agregación plaquetaria.

POSIBLES SALIDAS LABERÍNTICAS

S1: Hemodiafiltración.

S2: Hemoperfusión.

S3: Hemodiálisis.

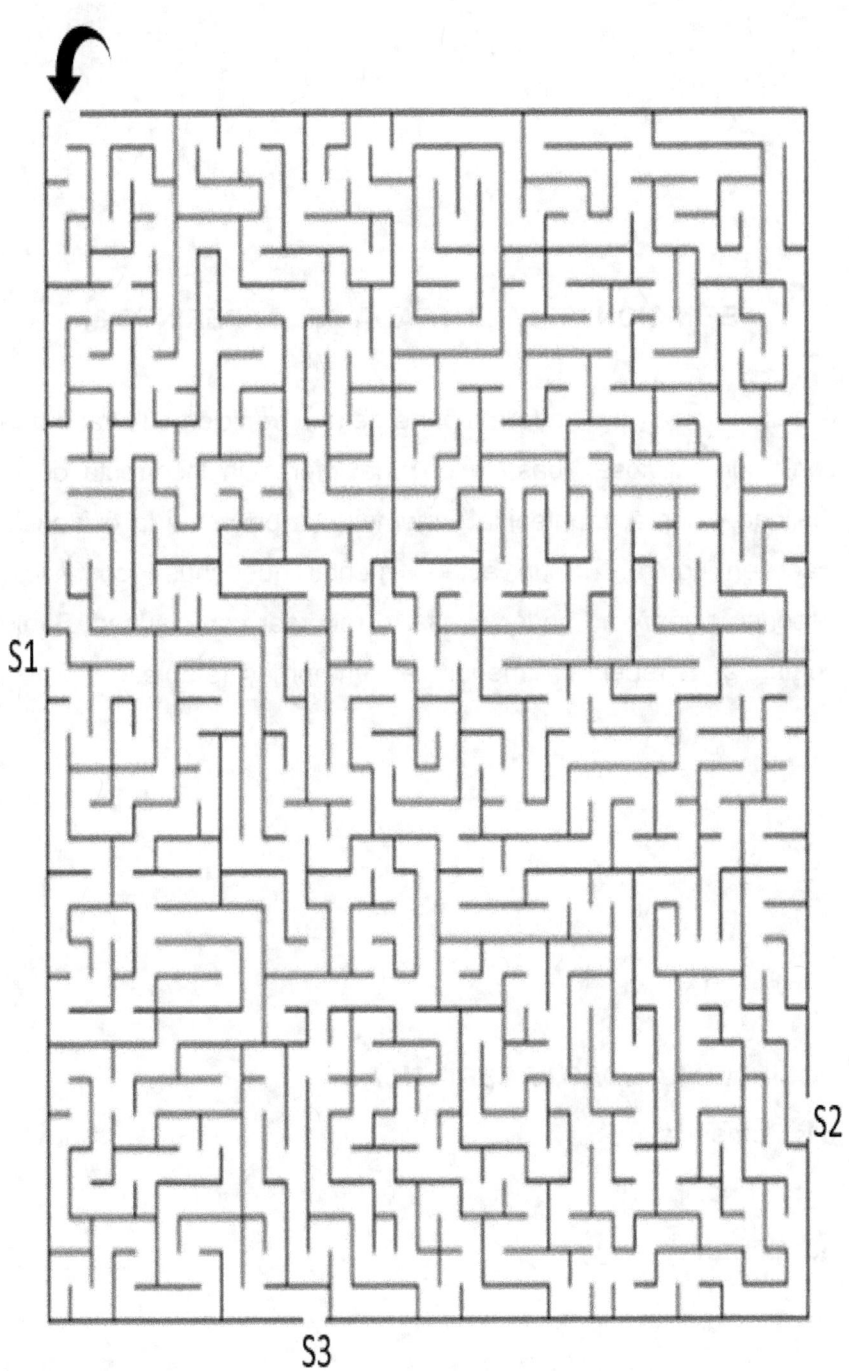

DEFINICIÓN DE LA ENTRADA DEL LABERINTO 87

Creencia falsa (que no forma parte de una tradición cultural o una confesión religiosa), basada en una inferencia incorrecta de la realidad externa, mantenida firmemente a pesar de la evidencia clara en contra. Es un estado mental que causa confusión, desorientación y no poder pensar o recordar con claridad. Suele comenzar de repente. A menudo es temporal y tratable.

POSIBLES SALIDAS LABERÍNTICAS

S1: Demencia.

S2: Delirio.

S3: Delirante.

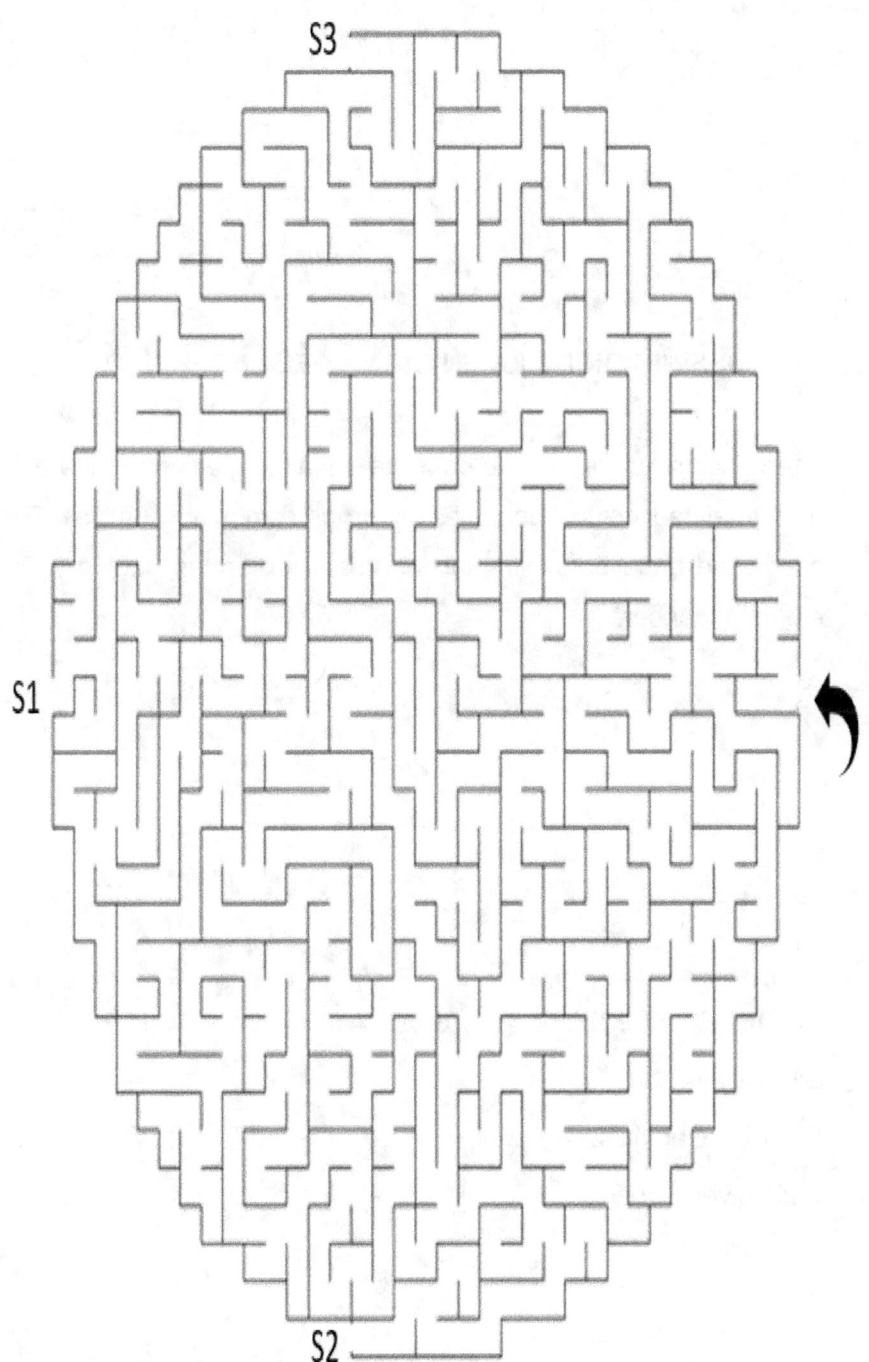

DEFINICIÓN DE LA ENTRADA DEL LABERINTO 88

Intervención quirúrgica que consiste en la extirpación de una parte o la totalidad de los genitales externos femeninos (vulva). Esta cirugía se hace para eliminar las zonas enfermas debido a, por ejemplo, cáncer.

POSIBLES SALIDAS LABERÍNTICAS

S1: Vulvitis.

S2: Vulvovaginitis.

S3: Vulvectomía.

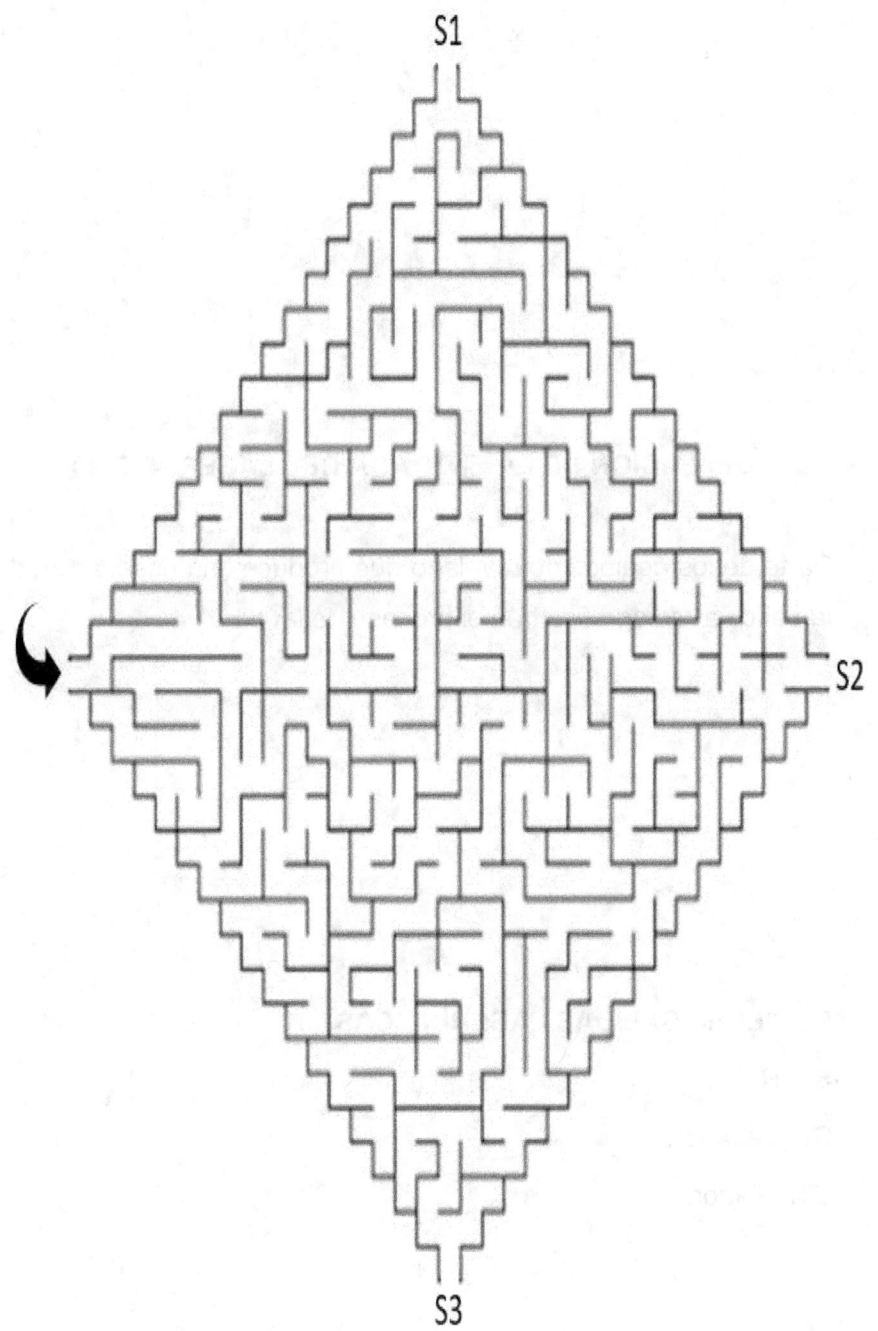

DEFINICIÓN DE LA ENTRADA DEL LABERINTO 89

Parte de los equipos de revelado que produce una desecación de la película radiográfica tras el proceso de lavado.

POSIBLES SALIDAS LABERÍNTICAS

S1: Revelador.

S2: Secador.

S3: Fijador.

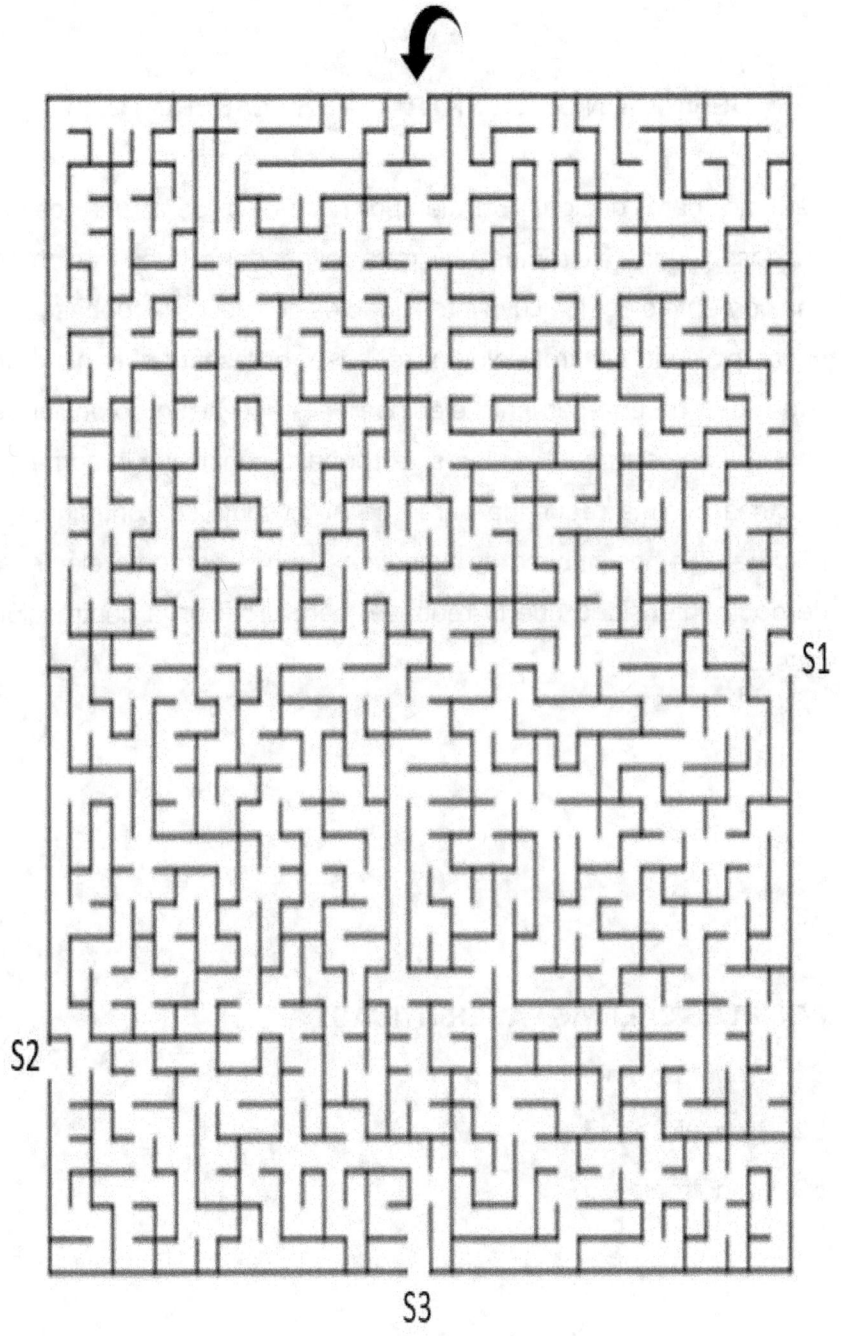

DEFINICIÓN DE LA ENTRADA DEL LABERINTO 90

Término para designar el tiempo necesario para una célula nerviosa o una célula muscular para responder a la aplicación de una corriente eléctrica cuya intensidad es dos veces la reobase. En el campo de la electrofisiología, reobase representa el mínimo de intensidad de una corriente eléctrica para activar un potencial de acción. Las células musculares, la reobase constituye la corriente eléctrica mínima requerida para que el músculo se contraiga. En resumen, tiempo mínimo de actuación de una corriente eléctrica, de doble intensidad que la reobase, para producir la contracción muscular.

POSIBLES SALIDAS LABERÍNTICAS

S1: Cronotropismo.

S2: Cronaxia.

S3: Cronotrópico.

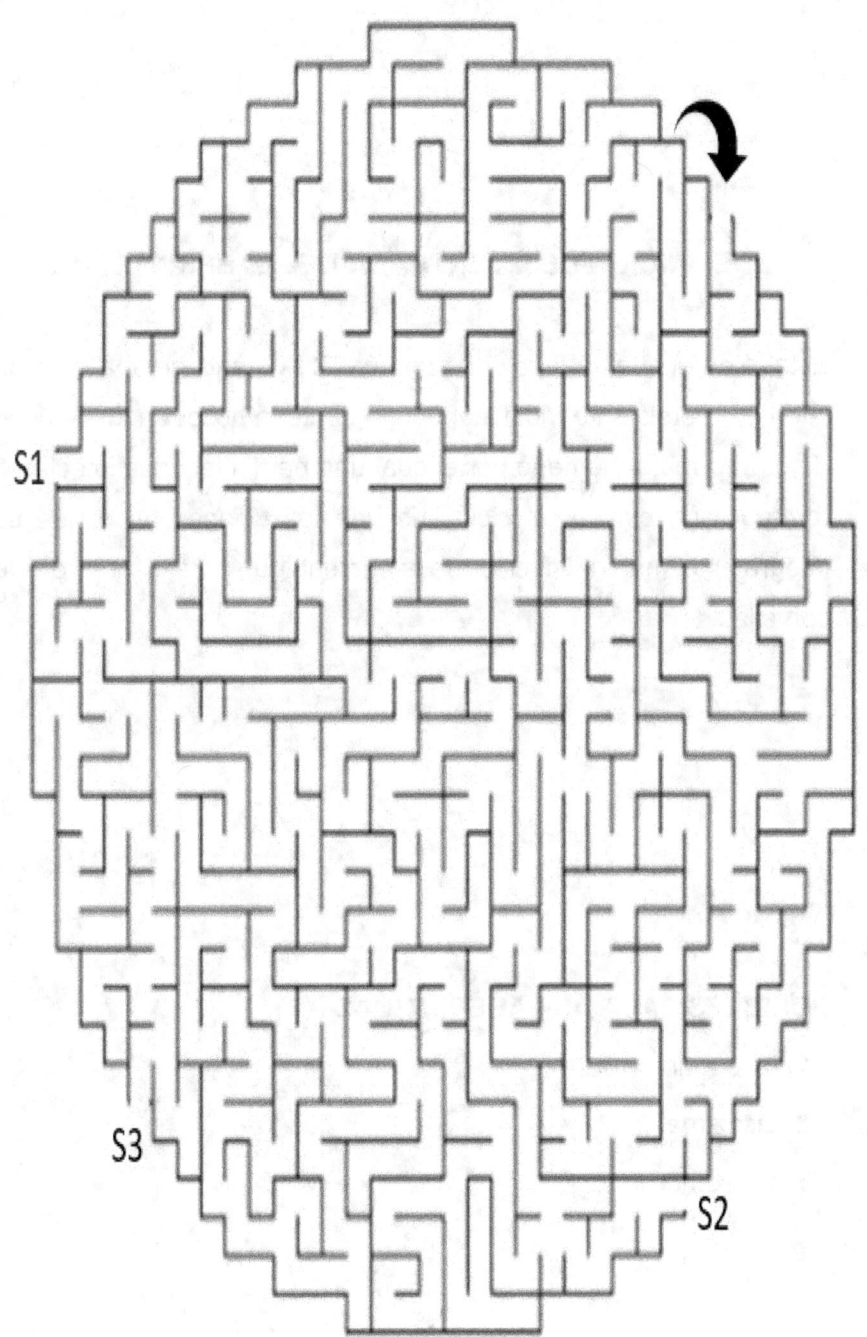

DEFINICIÓN DE LA ENTRADA DEL LABERINTO 91

Estado en el que un fago con genoma DNA mantiene una relación latente o persistente, no lítica, con la bacteria hospedadora. Dicho de otra forma, fenómeno por el cual una partícula vírica infectante (profago) no cumple el ciclo lítico de los viriones, sino que se integra en el material nuclear de la bacteria que parasita y se divide con ella.

POSIBLES SALIDAS LABERÍNTICAS

S1: Lisogenia.

S2: Lisozima.

S3: Lisozimuria.

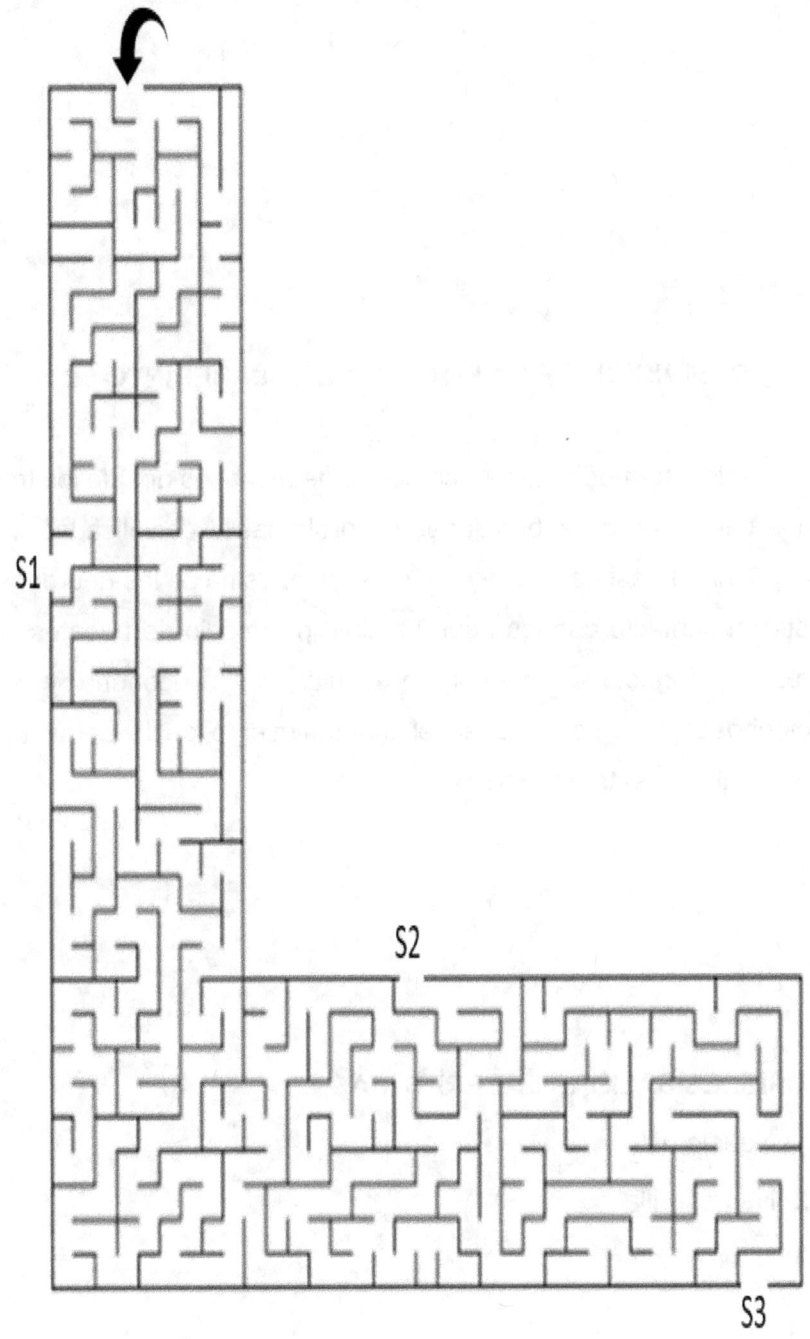

DEFINICIÓN DE LA ENTRADA DEL LABERINTO 92

Filamento intermedio que se compone de al menos dos de los tres tipos diferentes de subunidades de proteínas especializadas, de unos 7 nm de espesor, presente en el citoplasma de las neuronas. Está en contacto con los neurotúbulos, por medio de puentes de unión y conecta la membrana celular, la mitocondria y los polirribosomas. Interviene en el mantenimiento de la estructura neuronal y en el transporte axónico.

POSIBLES SALIDAS LABERÍNTICAS

S1: Neurilema.

S2: Neurofibrilla.

S3: Neurofilamento.

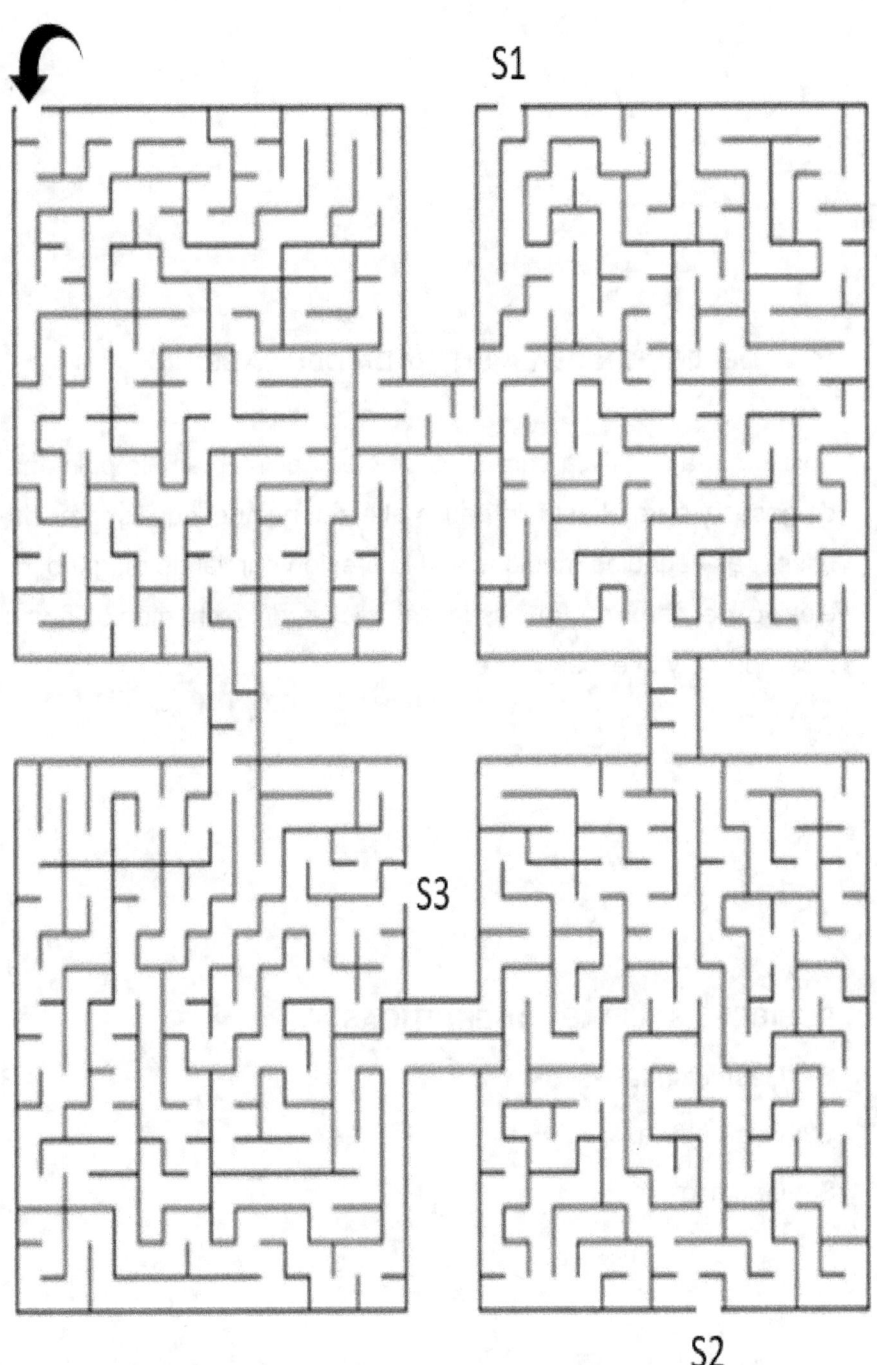

DEFINICIÓN DE LA ENTRADA DEL LABERINTO 93

Técnica que se utiliza para la valoración del intercambio pulmonar de gases y para el estudio de las alteraciones del equilibrio ácido-base. Las variables medidas son la presión parcial de oxígeno, de dióxido de carbono, el ph, la saturación de oxihemoglobina, el bicarbonato y el exceso de base.

POSIBLES SALIDAS LABERÍNTICAS

S1: Gastectomía.

S2: Gasometría.

S3: Gástrico.

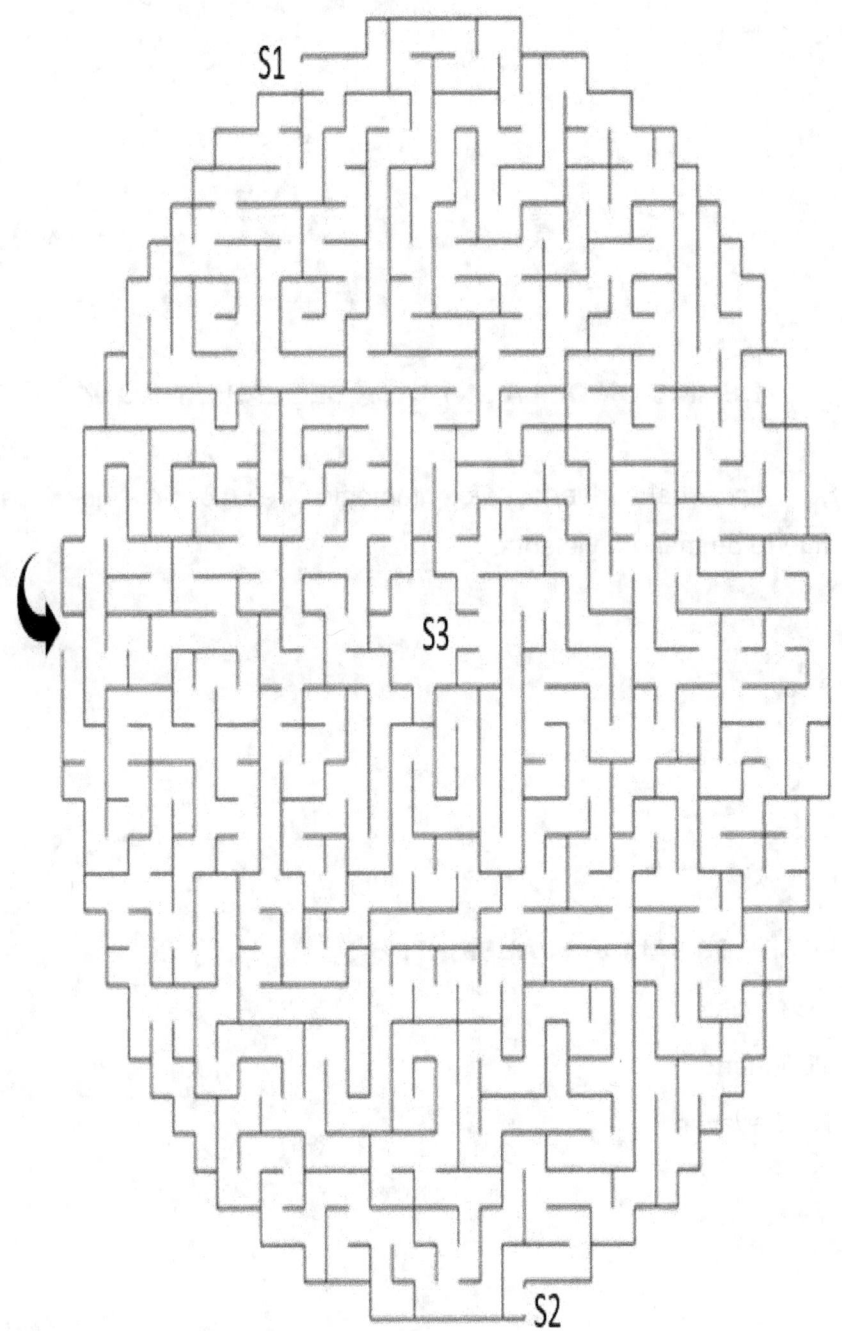

DEFINICIÓN DE LA ENTRADA DEL LABERINTO 94

Se dice del muerto violentamente, es decir, que ha muerto de manera violenta.

POSIBLES SALIDAS LABERÍNTICAS

S1: Occiso.

S2: Muerto.

S3: Cadáver.

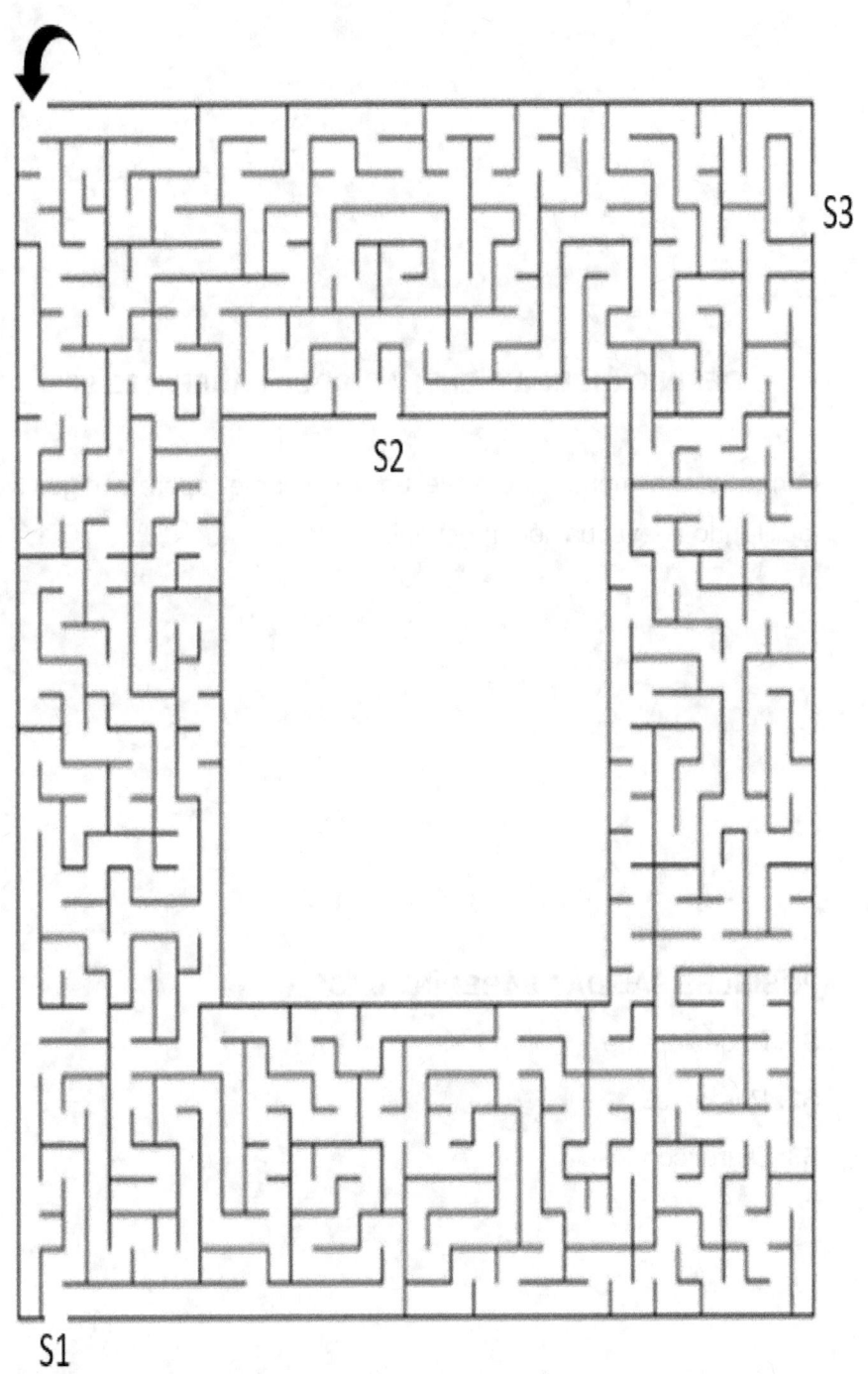

DEFINICIÓN DE LA ENTRADA DEL LABERINTO 95

Fármaco o alimento que sirve para limpiar el aparato digestivo facilitando la evacuación intestinal.

POSIBLES SALIDAS LABERÍNTICAS

S1: Expectorante.

S2: Purgante.

S3: Diurético.

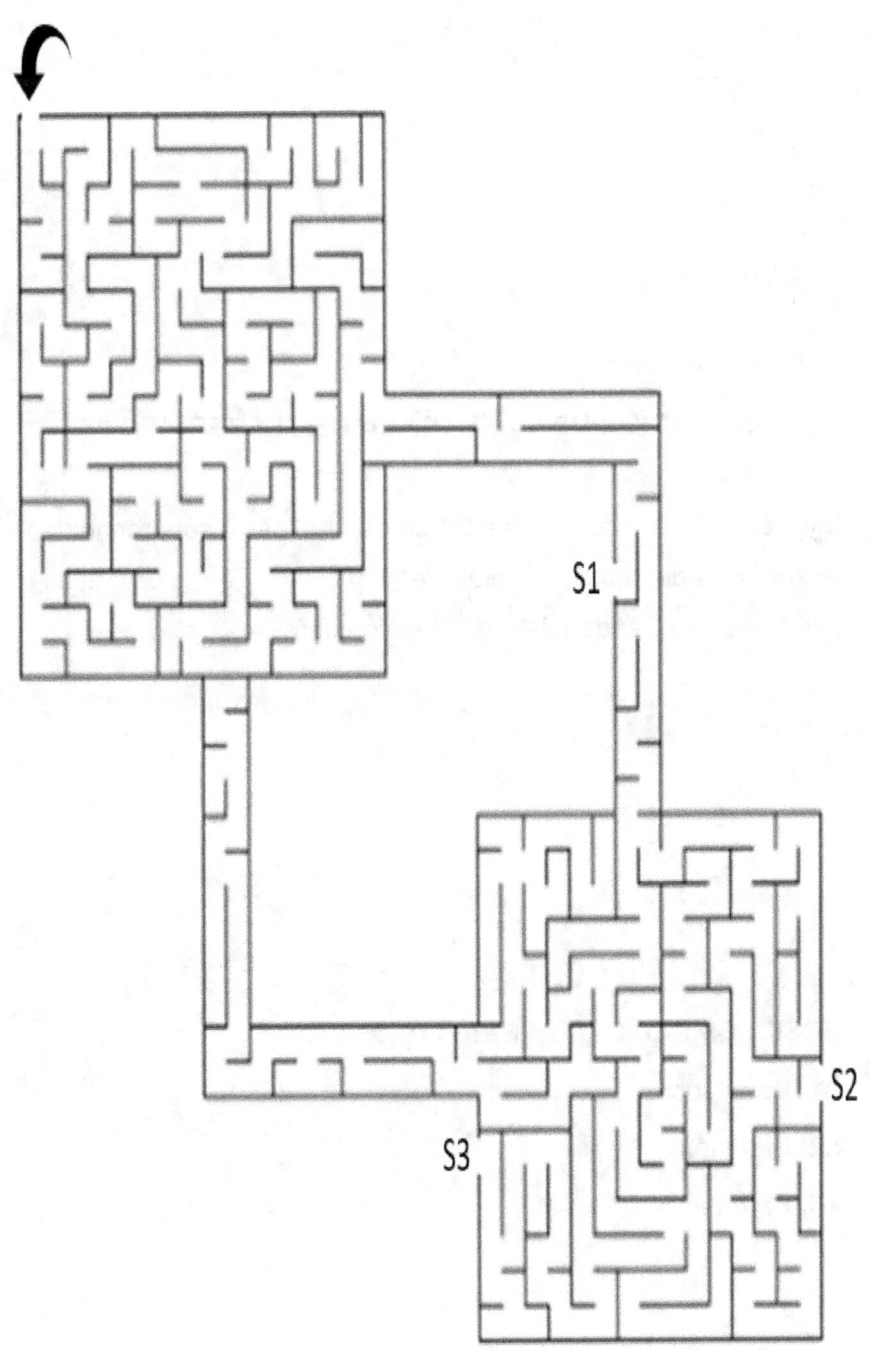

DEFINICIÓN DE LA ENTRADA DEL LABERINTO 96

Inyección de un agente anestésico en el espacio subaracnoideo y extracción de líquido cefalorraquídeo de forma repetida y alternante, volviendo a introducir el conjunto.

POSIBLES SALIDAS LABERÍNTICAS

S1: Barbitúrico.

S2: Barestesia.

S3: Barbotaje.

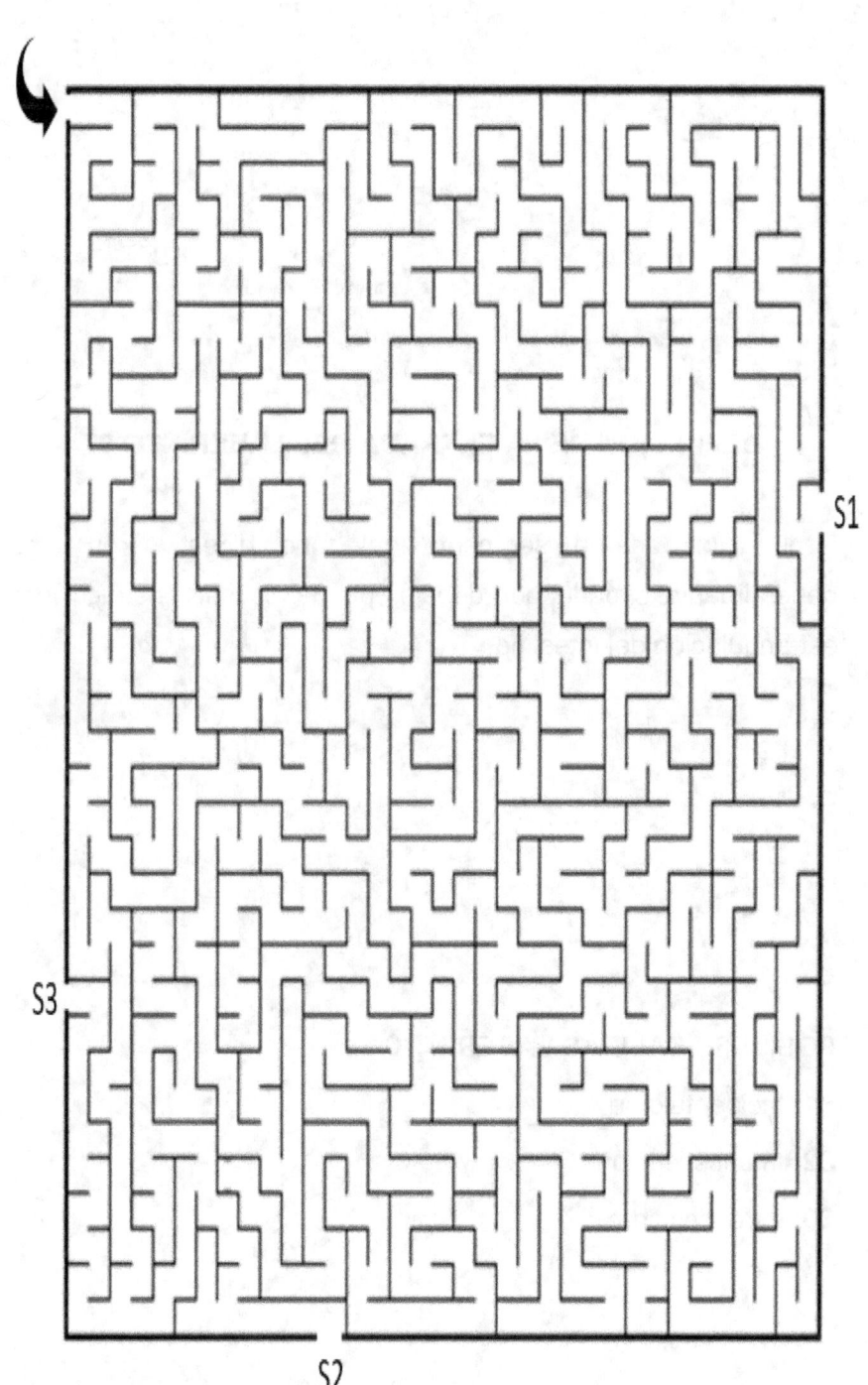

DEFINICIÓN DE LA ENTRADA DEL LABERINTO 97

Penetración de un segmento del tubo digestivo en otro, generalmente situado por debajo, puede causar obstrucción y estrangulación del intestino.

POSIBLES SALIDAS LABERÍNTICAS

S1: Incidentaloma.

S2: Intususcepción.

S3: Introyección.

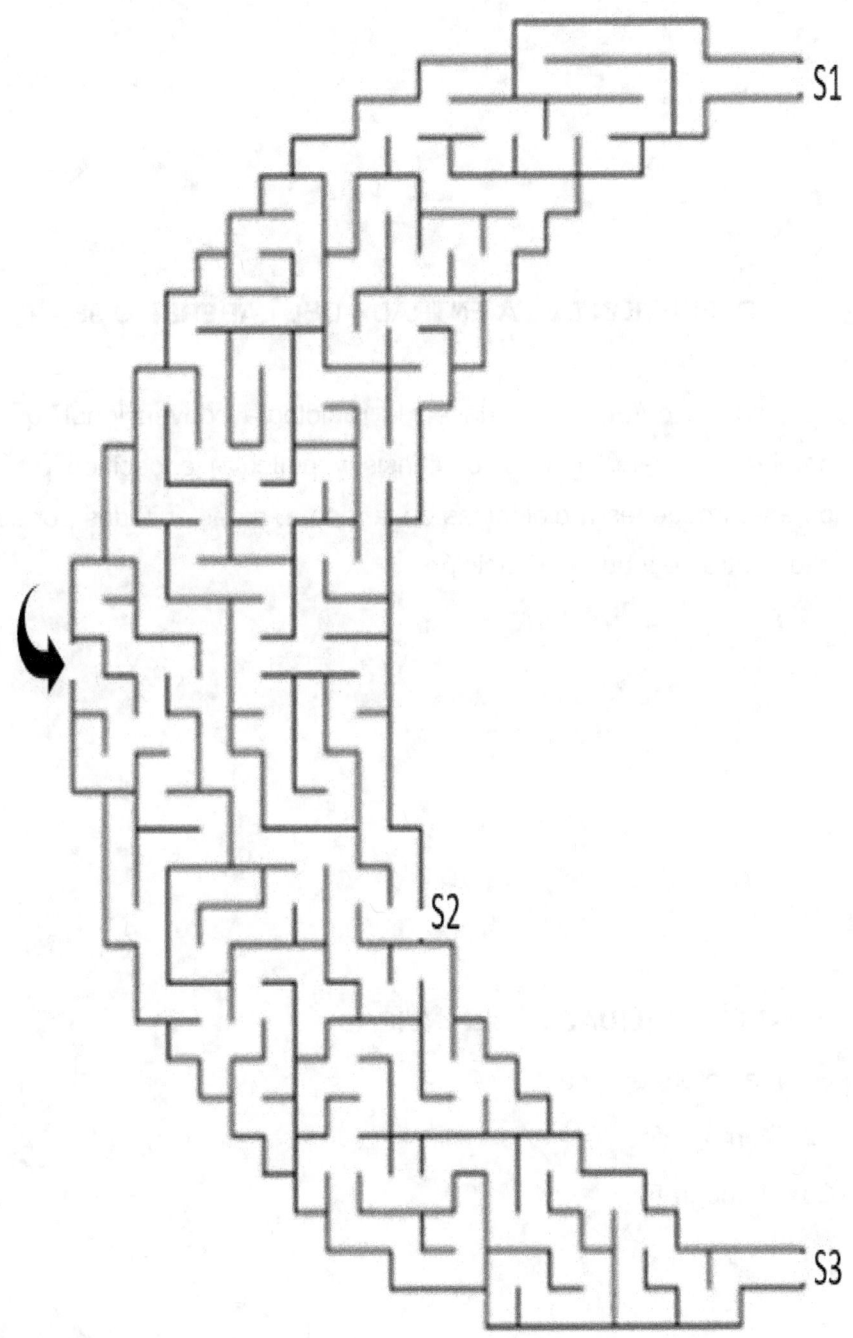

S1

S2

S3

DEFINICIÓN DE LA ENTRADA DEL LABERINTO 98

Técnica radiográfica basada en la radiología convencional, que emplea un material (equipo, chasis y película) específico para obtener imágenes radiológicas de la mama, caracterizadas por su alto contraste y buena definición.

POSIBLES SALIDAS LABERÍNTICAS

S1: Mamotermografía.

S2: Mamógrafo.

S3: Mamografía.

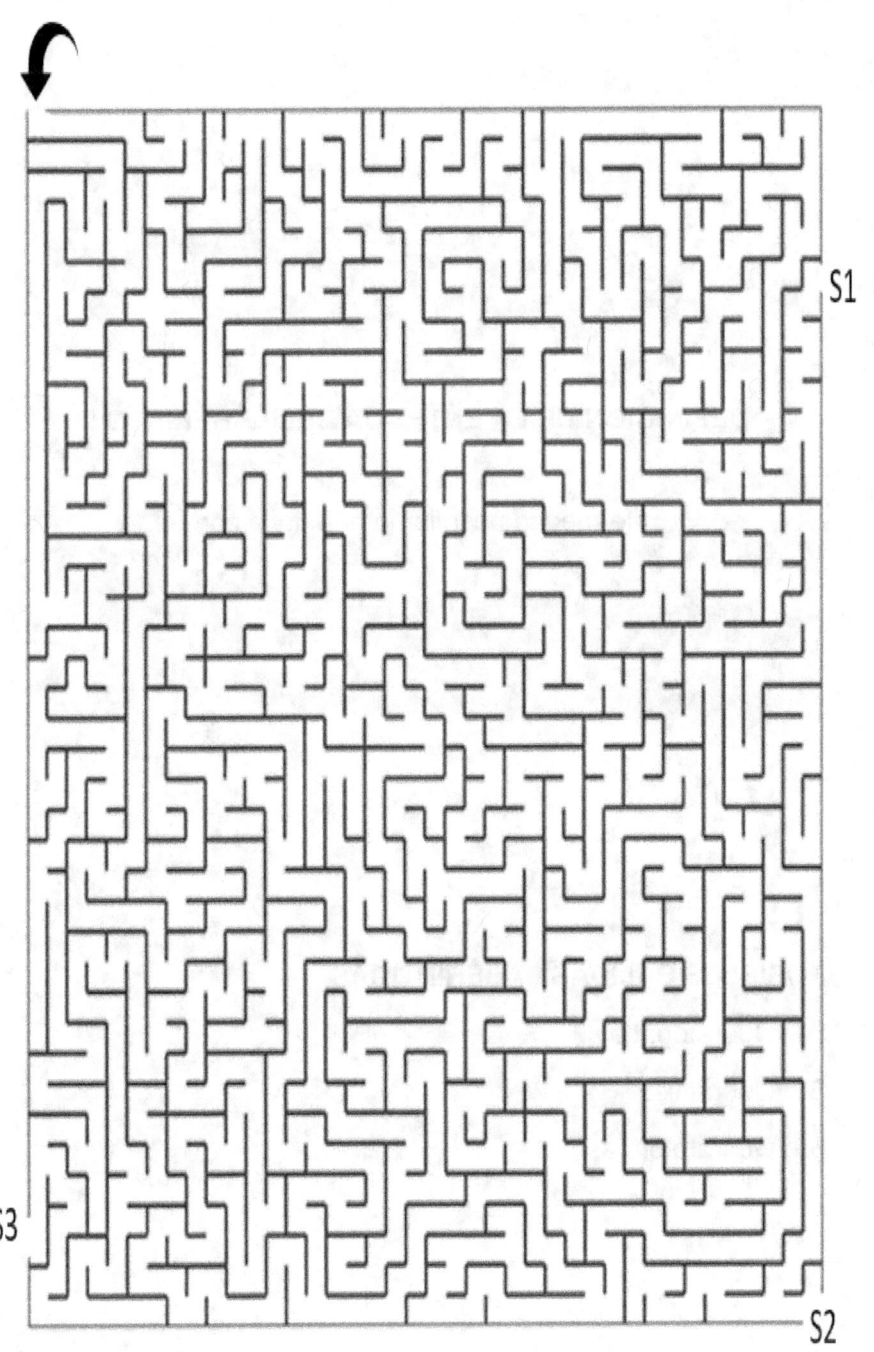

DEFINICIÓN DE LA ENTRADA DEL LABERINTO 99

Enfermedad no inflamatoria de la córnea.

POSIBLES SALIDAS LABERÍNTICAS

S1: Queratopatía.

S2: Queratitis.

S3: Queratotomía.

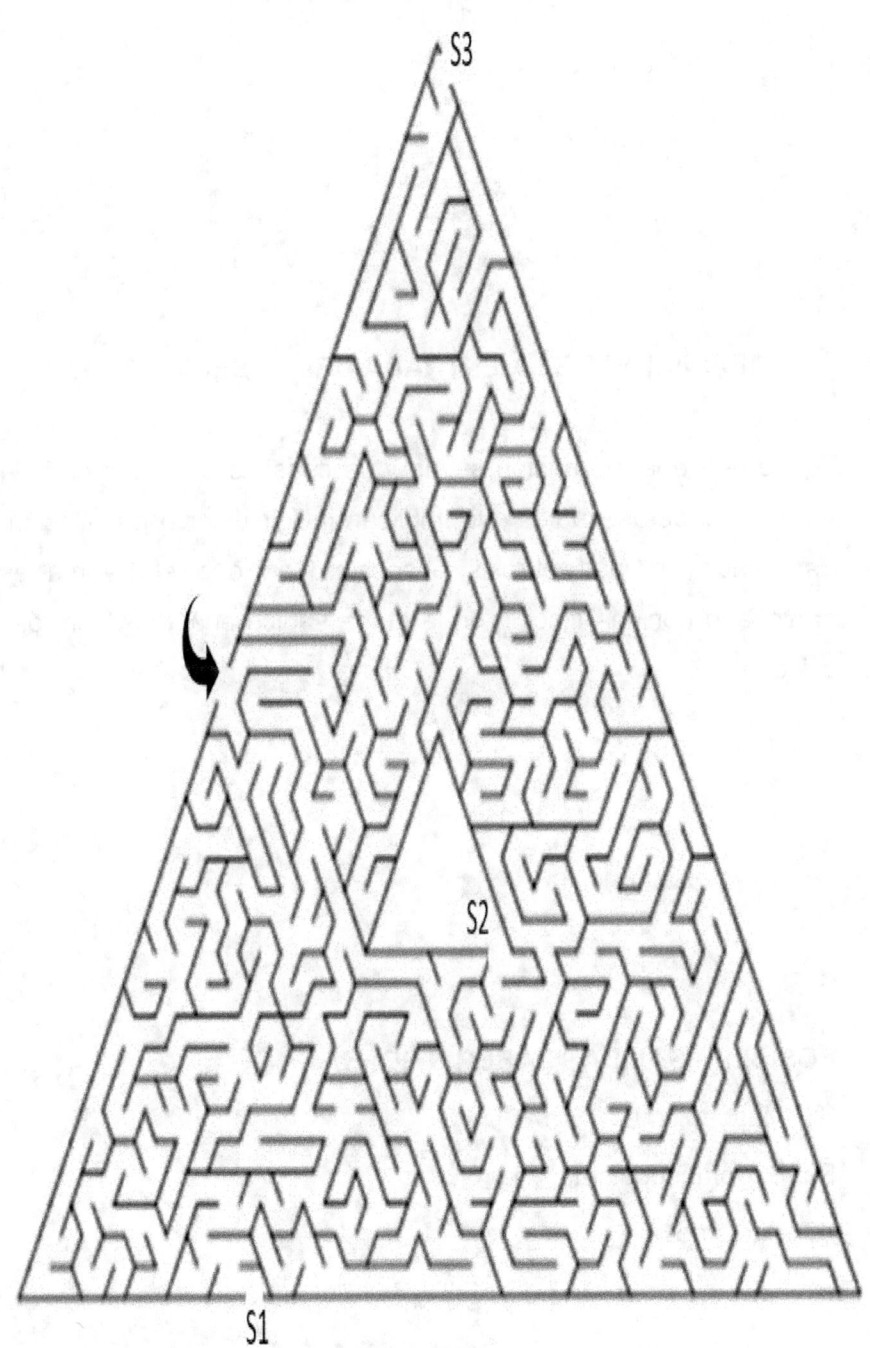

DEFINICIÓN DE LA ENTRADA DEL LABERINTO 100

Trastorno de la inclinación sexual que consiste en la preferencia por actividades sexuales que implican infligir dolor o humillación. Es común en las neurosis obsesivas, en que el trauma es provocado por una fijación en la etapa sádico anal del desarrollo psicosexual.

POSIBLES SALIDAS LABERÍNTICAS

S1: Masoquismo.

S2: Sadomasoquismo.

S3: Sadismo.

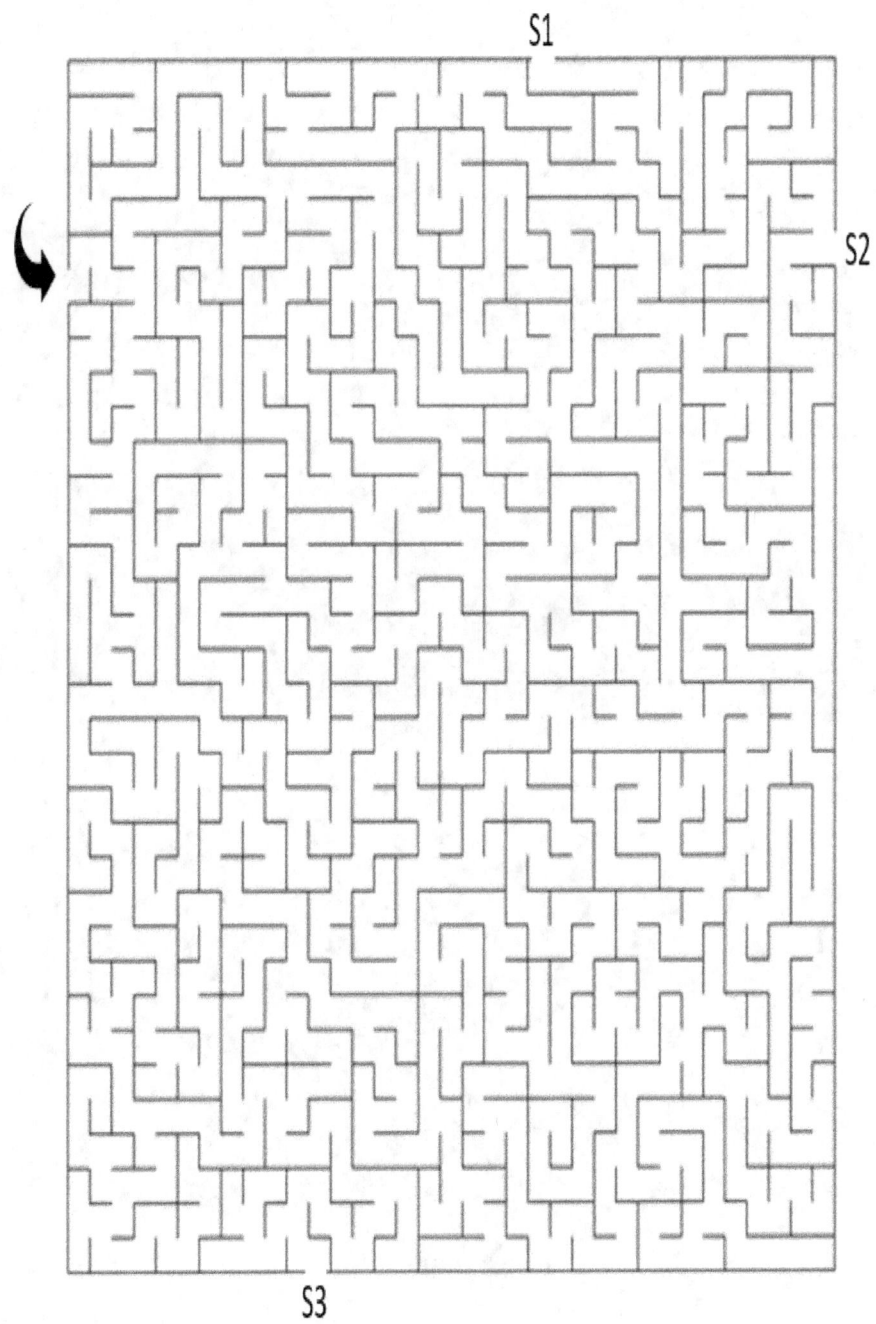

SOLUCIONES

Laberinto 1: Oxigenación.

Laberinto 2: Neuróporo.

Laberinto 3: Safenectomía.

Laberinto 4: Ablutomanía

Laberinto 5: Logoclonía.

Laberinto 6: Varicoso.

Laberinto 7: Delusio.

Laberinto 8: Queratomileusis.

Laberinto 9: Hisiograma.

Laberinto 10: Ulegiria.

Laberinto 11: Cadaverina.

Laberinto 12: Neumartrosis.

Laberinto 13: Yatrogenia.

Laberinto 14: Fabismo.

Laberinto 15: Pleiotropía.

Laberinto 16: Ileítis.

Laberinto 17: Resonador.

Laberinto 18: Baritosis.

Laberinto 19: Triage.

Laberinto 20: Kilocaloría.

Laberinto 21: Glucosidasa.

Laberinto 22: Obnubilación.

Laberinto 23: Ecocardiograma.

Laberinto 24: Misantropía.

Laberinto 25: Xantocromía.

Laberinto 26: Culicosis.

Laberinto 27: Mioquimia.

Laberinto 28: Autoerotismo.

Laberinto 29: Efélide.

Laberinto 30: Represión.

Laberinto 31: Amorfognosia.

Laberinto 32: Implosión.

Laberinto 33: Bisinosis.

Laberinto 34: Urostomía.

Laberinto 35: Prión.

Laberinto 36: Fecalito.

Laberinto 37: Normotenso.

Laberinto 38: Zoofobia.

Laberinto 39: Hiperacusia.

Laberinto 40: Osteopenia.

Laberinto 41: Cribado.

Laberinto 42: Anancastia.

Laberinto 43: Lanzadera.

Laberinto 44: Vasoespasmo.

Laberinto 45: Gomori.

Laberinto 46: Jergafasia.

Laberinto 47: Sepultamiento.

Laberinto 48: Decalaje.

Laberinto 49: Palilalia.

Laberinto 50: Tanatoquimia.

Laberinto 51: Podagra.

Laberinto 52: Vagotomía.

Laberinto 53: Hematocolpos.

Laberinto 54: Uricasa.

Laberinto 55: Dermoabrasión.

Laberinto 56: Lionización.

Laberinto 57: Taquifemia.

Laberinto 58: Recombinante.

Laberinto 59: Balística.

Laberinto 60: Neurotoxina.

Laberinto 61: Sintetasa.

Laberinto 62: Paraqueratosis.

Laberinto 63: Exhibicionismo.

Laberinto 64: Mentismo.

Laberinto 65: Xantodermia.

Laberinto 66: Onfalitis.

Laberinto 67: Yo.

Laberinto 68: Apalestesia.

Laberinto 69: Ganglión.

Laberinto 70: Sociopatía.

Laberinto 71: Froteurismo.

Laberinto 72: Residente.

Laberinto 73: Coprolagnía.

Laberinto 74: Queratometría.

Laberinto 75: Insolación.

Laberinto 76: Estertor.

Laberinto 77: Tricofagia.

Laberinto 78: Deleción.

Laberinto 79: Paranoia.

Laberinto 80: Luteinización.

Laberinto 81: Feminización.

Laberinto 82: Uretritis.

Laberinto 83: Zosteriforme.

Laberinto 84: Axonotmesis.

Laberinto 85: Raquisquisis.

Laberinto 86: Hemoperfusión.

Laberinto 87: Delirio.

Laberinto 88: Vulvectomía.

Laberinto 89: Secador.

Laberinto 90: Cronaxia.

Laberinto 91: Lisogenia.

Laberinto 92: Neurofilamento.

Laberinto 93: Gasometría.

Laberinto 94: Occiso.

Laberinto 95: Purgante.

Laberinto 96: Barbotaje.

Laberinto 97: Intususcepción.

Laberinto 98: Mamografía.

Laberinto 99: Queratopatía.

Laberinto 100: Sadomasoquismo.

Bibliografía

Companioni Landín FA, Bachá Rigal Y. Prontuario de Ciencias Morfológicas A-L. La Habana: Editorial Ciencias Médicas, 2009.
Companioni Landín FA, Bachá Rigal Y. Prontuario de Ciencias Morfológicas M-Z. La Habana: Editorial Ciencias Médicas, 2009.
González-Longoria, MA. Glosario Estomatológico Cubano. La Habana: Editorial Ciencia Médica, 2006.
Saldaña Ambulódegui, E. Manual de Terminología Médica. 2012.
Dorland B. España, 2005. Diccionario Médico Ilustrado de medicina. Edit. Mc Grawhill. 30 Edc.
Diccionario de la Wikipedia online.
Cortés Gabaudan, F. Pequeño Diccionario Médico Etimológico, 2000.
Connolly D. Terminología Médica, 2019.
Parada Artigues A, Espinosa Fernández MG. Terminología clínica y patología, 2019.
Real Academia Nacional de Medicina: Diccionario de términos médicos, 2011.
Diccionario Terminológico de Ciencias Médicas. Editorial Masson. 13 Edc. 2013.
Roper N. Diccionario de Enfermería. Editorial McGraw-Hill Interamericana, 16 Edc.
Enciclopledia Médica, Medline Plus.
Diccionario Médico de la Clínica Universidad de Navarra.
Diccionario de la Real Academia Española.
Dicciomed. Diccionario médico-biológico, histórico y etimológico. Universidad de Salamanca.
Yetano Laguna J, Alberola Cuñat V. Diccionario de siglas médicas y otras abreviaturas, epónimos y términos médicos relacionados con la codificación de las altas hospitalarias. Ministerio de Sanidad y Consumo. Madrid. España.